나의 뇌를 웃게 하고 치매를 예방하는
'진인사대천명＋3고(GO) 관리법'

▸ **진**땀나게 운동하고

매일 운동하는 사람은 알츠하이머병이 생길 확률이 80% 낮다.

▸ **인**정사정없이 담배 끊고

흡연을 시작해 25~30년 정도 지나면 알츠하이머병의 위험이 250% 증가한다.

▸ **사**회 활동과 긍정적인 사고를 많이 하고

혼자서 외롭게 지내는 사람은 치매에 걸릴 확률이 1.5배나 높다.

▸ **대**뇌 활동을 적극적으로 하고

TV 시청 등 수동적인 정신 활동만 하면 인지장애에 걸릴 확률이 10% 증가한다.

▸ **천**박하게 술 마시지 말고

과음과 폭음은 인지장애에 걸릴 확률을 1.7배나 높인다.

▸ **명**을 연장하는 식사를 하라

비만인 사람이 3년 후 치매에 걸릴 확률은 정상 체중인 사람에 비해 1.8배 높다.

▸ **삼**고(三高)조절하기

고혈압, 고혈당(당뇨), 고지혈증을 철저히 조절하는 것이 심혈관 질환 및 치매예방에 도움이 된다.

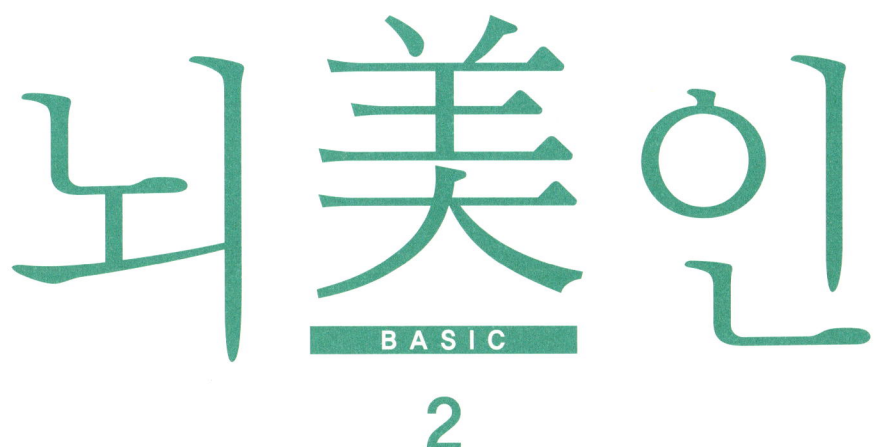

- 조은혜, 박종신, 나덕렬 지음 -

{ 치매없는 아름다운 뇌만들기 프로젝트 }

매일 매일 두뇌 트레이닝이 당신의 뇌를 젊게 만듭니다.
얼굴 관리하듯 뇌 관리하여 치매없이 아름답게 살수 있습니다.
오늘 당신의 생각이, 운동이, 금연이, 끼니가 뇌미인을 만듭니다.

도서출판 뇌미인

일러두기

치매 예방을 위한 두뇌 건강 프로젝트 **'뇌미인 트레이닝 베이직'**

뇌미인 트레이닝 베이직은 노화과정에서 경험하는 인지기능 저하를 예방하고 일상생활에 도움이 되기 위해, 뇌가 담당하는 다양한 인지기능을 골고루 향상시키도록 구성된 인지훈련 프로젝트입니다.
뇌미인 트레이닝 베이직은 아래 표와 같이 좌우 양쪽 페이지로 구성됩니다.
왼쪽 페이지는 일상생활에 적용할 수 있는 과제와 일상 단어들을 학습하는 활동으로 구성되어 있으며, 오른쪽 페이지는 인지기능 영역별로 다양한 인지 문제가 수록되어 있습니다. 주말에는 쉬어갈 수 있도록 재미있는 활동으로 구성되어 있습니다.

요일	왼쪽	오른쪽
월	일기쓰기 단어 학습 / 매일의 계산 문제	주의집중력 과제 매일의 언어 문제
화	일상정보 기억하기 단어 학습 / 매일의 계산 문제	계산력 과제 매일의 언어 문제
수	일기쓰기 단어 학습 / 매일의 계산 문제	시공간능력 과제 매일의 언어 문제
목	일상정보 기억하기 단어 학습 / 매일의 계산 문제	전두엽 / 집행기능 과제 매일의 언어 문제
금-1	일기쓰기 단어 학습 / 매일의 계산 문제	기억력 과제(등록)
금-2	기억력 과제(회상) 매일의 언어 문제	단어 상기하기
주말	시 읽고 따라 쓰기 / 컬러링 / 그림자 찾기 / 미로 찾기	

두뇌건강을 위해 꾸준히 반복하여 훈련하는 것이 중요합니다. 하루에 20~30분 투자하여 뇌미인 트레이닝 베이직을 꾸준히 공부해나가세요. 답을 여러 번 고쳐 써야 할 수 있으므로 볼펜보다는 연필과 지우개를 사용하여 문제를 푸는 것이 좋습니다.

1
뇌미인 트레이닝 베이직
첫째 주

일기 쓰기

자유롭게 빈칸을 채워서 일기를 완성해 보세요.

- 오늘은 _____ 년 _____ 월 _____ 일 _____ 요일이다.
- 지난주에 가장 신났던 일은 _____ 이었다.
- 어제 _____ 와/과 함께 저녁 식사로 _____ 을/를 먹었다.
- 오늘은 _____ 와/과 함께 점심 식사로 _____ 을/를 먹었다.
- 이번 달에 중요한 행사는 _____ 이다.

주방 용품 주방에서 사용하고 있는 물건입니다. 따라 써보세요.

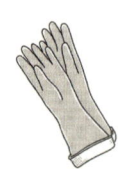 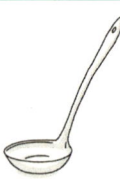 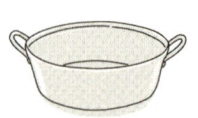 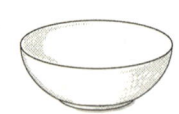

| 고무장갑 | 국자 | 냄비 | 대접 |

매일의 계산 문제

1. 3 + 5
2. 7 + 4
3. 29 + 3
4. 72 + 11
5. 45 + 19
6. 74 + 86
7. 172 + 554
8. 764 + 178

숫자 찾아 연결하기

주의집중력

전두엽을 활성화시키는 주의집중력 훈련입니다

아래 숫자들 중에서 숫자 '6'을 모두 찾아 색칠해보세요.
색칠한 것을 연결했을 때 어떤 숫자가 나오는지 맞혀보세요.

2	3	7	9	2	5	8	4	9	7
5	9	6	6	6	6	6	6	3	4
9	2	6	5	3	7	4	6	8	2
7	8	6	4	8	2	5	6	9	8
2	9	6	6	6	6	6	6	3	5
8	4	6	9	3	5	3	6	7	8
9	5	6	2	9	4	8	6	2	9
3	7	6	4	7	2	5	6	9	4
8	3	6	6	6	6	6	6	8	7
5	4	7	2	5	8	3	7	4	3

매일의 언어 문제

'ㅍ'으로 시작하는 두 글자 단어를 10개 이상 적어보세요.

파랑

화

월   일

인적 사항

나와 배우자의 인적 사항을 적어보세요.

이름	나 :	배우자 :
생년월일/나이		
주민등록번호		
학력		
휴대폰 번호		
집 주소		
집 전화번호		

주방 용품 주방에서 사용하고 있는 물건입니다. 따라 써보세요.

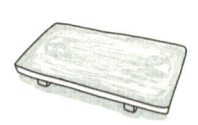
도마

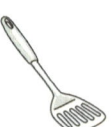
뒤집개

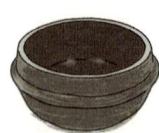
뚝배기

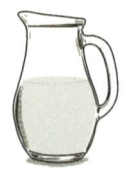
물병

매일의 계산 문제

① 8 − 5

② 26 − 3

③ 62 − 9

④ 57 − 34

⑤ 80 − 23

⑥ 709 − 22

⑦ 974 − 393

⑧ 623 − 389

숫자 계산

계산력

왼쪽 두정엽을 활성화시키는 계산력 훈련입니다

〈예시〉처럼 빈 네모 상자 안에 들어갈 알맞은 숫자를 넣어서 아래 계산식을 완성해보세요.

〈예시〉 14 + 18 = 32

32 - 14 = 18

1) 26 + ☐ = 59

2) 38 + ☐ = 64

3) ☐ + 45 = 82

매일의 언어 문제

두 글자씩 짝을 지어 단어를 만들어보세요. (글자 중복 사용가능)

자 수 상
 세   호
관 보   통
  교
동 육 신 비

자세   신비
_____ _____
_____ _____
_____ _____
_____ _____
_____ _____

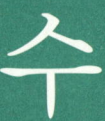

수

월   일

일기 쓰기

자유롭게 빈칸을 채워서 일기를 완성해 보세요.

- 오늘은 _____월 _____일 _____요일이며, 날씨는 _____다.
- 어제 _____시에 _____와/과 함께 _____을/를 했다.
- 오늘 점심에 _____에 가서 _____을/를 했다.
- 오늘 가장 재미있었던 일은 _____이다.
- 내일은 _____을/를 사고, _____을/를 먹을 것이다.

주방 용품 주방에서 사용하고 있는 물건입니다. 따라 써보세요.

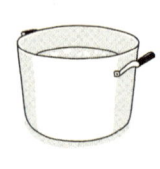	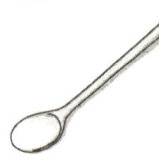	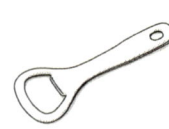	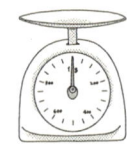
솥	숟가락	오프너	저울

매일의 계산 문제

1. 8 × 8
2. 43 × 2
3. 73 × 3
4. 96 × 2
5. 33 × 11
6. 67 × 45
7. 624 × 5
8. 217 × 29

글자 회전

시공간 능력

오른쪽 두정엽을 활성화시키는 시공간 능력 훈련입니다

〈예시〉와 같이 글자를 180도로 회전하여 적어보세요.
앞에 사람이 앉아 있다 생각하고, 앞 사람이 봤을 때 올바른 방향의 글자가 되도록
생각하면서 적어보세요. 옅은 선은 따라 써보고 나머지 글자는 직접 써보세요.

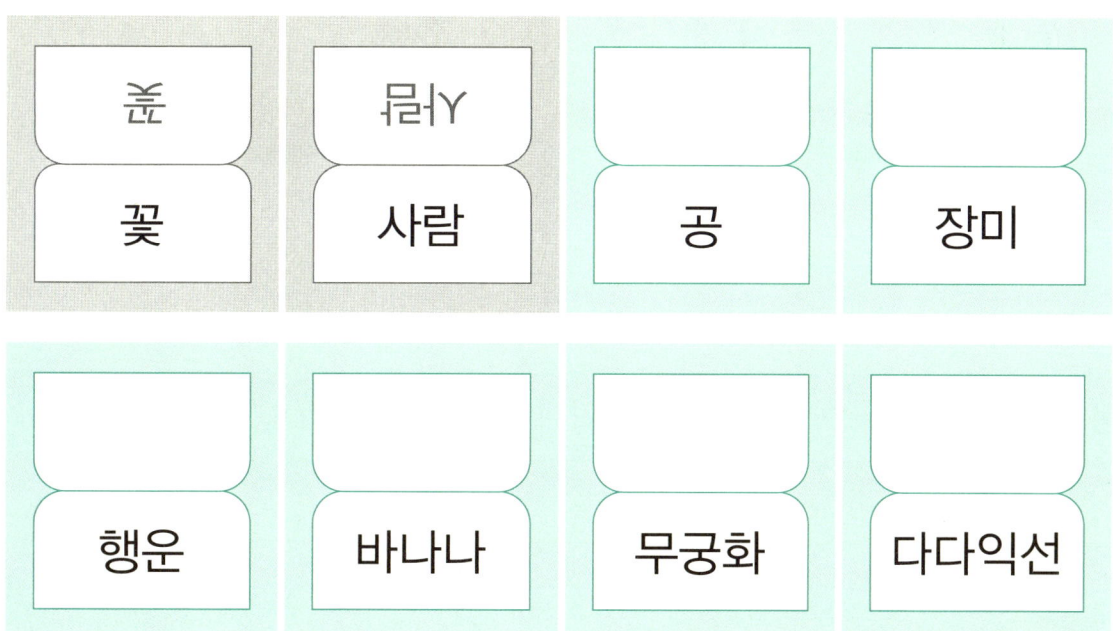

〈예시〉

매일의 언어 문제

문맥을 파악하여 아래 빈 칸에 들어갈 속담을 맞혀보세요.

1 미국에서 살다 온 내게 영어는 (ㅅ은 ㅈㅁ기)다.
2 (ㄱㄴ말이 ㄱㅇ야 ㅇㄴ 말이 ㄱㄷ)고, 상대방이 먼저 기분 나쁘게 말해서 좋게 말할 수가 없었다.
3 (ㅇㅁ 안 ㄱ구ㄹ)처럼 제가 제일 축구를 잘 한다고 생각했는데, 큰 도시에 가니 축구를 잘 하는 사람이 아주 많다.
4 복권에 당첨되기는 (ㅎㄴ의 ㅂ따기)이다.
5 (ㅇㅇ ㄴㄱ)라더니, 꾸미니 못 알아보겠다.

목

시계 문제 아래 시계가 몇 시 몇 분을 가리키고 있는지 시간을 적어보세요.

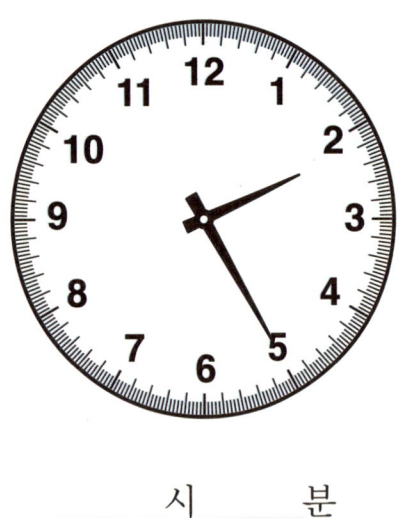 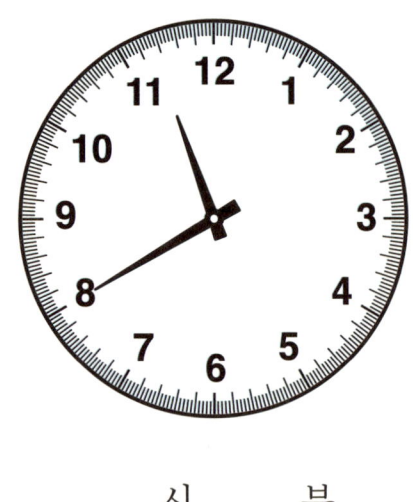

_____시_____분   _____시_____분

주방 용품 주방에서 사용하고 있는 물건입니다. 따라 써보세요.

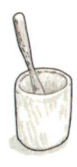 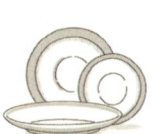 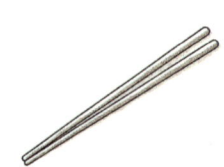 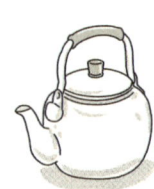

절구   접시   젓가락   주전자

매일의 계산 문제

1) 8) 40

2) 4) 44

3) 5) 75

4) 3) 219

5) 81 ÷ 9 =

6) 36 ÷ 3 =

7) 96 ÷ 8 =

8) 432 ÷ 8 =

스도쿠

전두엽 기능

전두엽을 활성화시키는 집행기능 훈련입니다

아래 〈예시〉처럼 [가로 줄], [세로 줄], 굵은 테두리로 둘러 싸인 [작은 4칸의 네모] 안에 1~4의 숫자를 중복되지 않게 한 번씩 채워 넣으세요.

〈예시〉

1	2	4	3
4	3	1	2
2	4	3	1
3	1	2	4

1	4		
		4	1
2			4
	3		2

4	3		1
1			
2		4	
		1	2

매일의 언어 문제

알맞은 맞춤법을 찾아 동그라미 치세요.

[예시] 호텔에 (묶다 /(묵다)).

1. 길을 걷다가 친구를 (우연이 / 우연히) 만나다.
2. 학교 연극에서 중요한 (역할 / 역활)을 맡았다.
3. 편지 봉투에 우표를 (붙이다 / 부치다).
4. 형의 옷을 (되물림 / 대물림) 받아 입다.
5. 더위보다 추위가 (낫다 / 낮다).

금

월   일

일기 쓰기

자유롭게 빈칸을 채워서 일기를 완성해 보세요.

- 오늘은 _____월 _____일 _____요일이며, 계절은 _____이다.
- 이번 한 주 동안 _____, _____, _____을/를 만났다.
- 이번 주에 가장 재미있었던 일은 _____이었다.
- 이번 주말에는 _____에서 _____와/과 함께 _____을/를 할 것이다.
- 다음 주에 중요한 행사는 _____이/가 있다.

주방 용품 주방에서 사용하고 있는 물건입니다. 따라 써보세요.

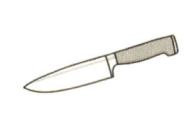
칼

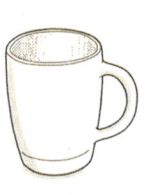
컵

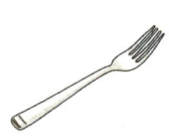
포크

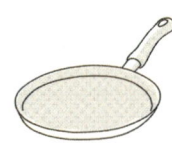
프라이팬

매일의 계산 문제

1. 33 + 24 - 23 =
2. 17 x 12 + 77 =
3. 85 ÷ 5 + 73 =
4. 18 ÷ 2 x 8 =
5. 38 + 58 - 25 - 13 =
6. 19 x 22 + 32 - 19 =
7. 92 ÷ 2 - 16 + 52 =
8. 45 ÷ 5 x 18 + 78 =

글자와 위치 기억하기

기억력

측두엽을 활성화시키는 기억력 훈련입니다

가로, 세로 문제 뜻풀이에서 설명하고 있는 알맞은 과일 이름을 아래 표 빈칸에 넣어보세요. 빈칸을 모두 채운 후, 각 과일 이름과 위치를 기억해 보세요. 뒷장을 넘겨서 기억한 과일 이름들을 적어보겠습니다.

				3
	1		4	과
2		두		
		5 파		

가로 문제 뜻풀이

2 복숭아와 모양이 비슷, 약간 더 작고 표면에 털 없이 매끈함. 시큼하며 달콤함
4 그대로 풀이하면 '꽃이 없는 열매', 독특한 맛과 향으로 인기 있는 과일. 주로 잼이나 디저트로 많이 활용함
5 솔방울과 닮음, 큰 열대과일, 껍질은 딱딱하고 가시 있음. 통조림으로 많이 만듦

세로 문제 뜻풀이

1 둥글고 크기가 매우 작은 붉은색 열매, 새콤달콤한 맛이 남
2 오렌지나 귤에 비해 시고 과육을 둘러싸고 있는 하얀 표피에 쓴맛이 강한 과일
3 "OO같은 내 얼굴 예쁘기도 하지요", 종류로는 '부사', '홍옥' 등이 있음
5 망고와 생김새가 비슷한 열대 과일, 모양이 길쭉하고 통통하며 노르스름하고 골이 있는 껍질이 주황색 과육을 감싸고 있음.

글자와 위치 기억하기

월   일

기억해볼까요? 앞서 기억한 과일 이름들을 아래 표의 알맞은 위치에 넣어보세요.

					3
	1		4		과
2		두			
		파			

매일의 언어 문제

아래 제시된 초성을 보고 주방용품 이름을 맞혀보세요.

예: ㄱㅈ ➡ **국자**

1 ㅅㄱㄹ

2 ㄱㅁㅈㄱ

3 ㄸㅂ기

4 ㅈㅈ자

5 뒤ㅈㄱ

6 ㄴㅂ

7 도ㅁ

8 ㅋ

14

상기하기

1주차 단어

1) 이번 주는 주방용품에 대해 알아봤습니다. 다시 상기 해봅시다.
   이번 주에 배운 주방용품을 생각나는대로 최대한 많이 적어보세요.

국자

2) 아래 글자판에서 이번 주에 배운 주방용품 이름을 모두 찾아 동그라미 치세요.

도	마	고	냄	포	크	물	바
무	산	모	국	조	군	숟	가
뚝	주	전	자	울	저	가	수
접	새	절	강	젓	가	락	대
저	안	뒤	집	가	울	마	국
울	도	집	구	뚝	배	기	남
표	크	개	저	바	도	가	냄
팬	프	라	이	팬	접	락	비

즐거운 주말이 왔습니다

월   일

아름다운 名詩를 감상해보세요. 소리내어 읽어 보면 더 좋습니다.

끝없는 강물이 흐르네

― 김영랑 ―

내 마음의 어딘 듯 한 편에 끝없는
강물이 흐르네.
돋쳐 오르는 아침 날빛이 빤질한
은결을 돋우네.
가슴엔 듯 눈엔 듯 또 핏줄엔 듯

마음이 도른도른 숨어 있는 곳
내 마음의 어딘 듯 한 편에 끝없는
강물이 흐르네.

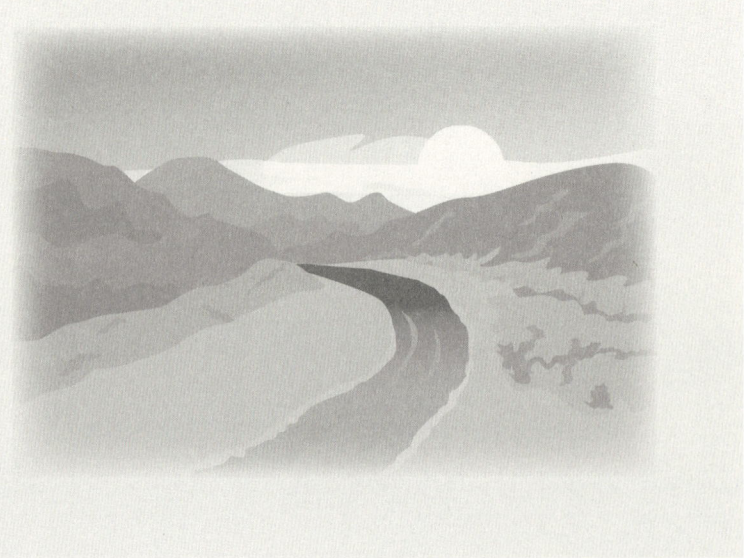

1주 정답

월

매일의 계산 문제

1. 8   2. 11   3. 32   4. 83
5. 64   6. 160   7. 726   8. 942

숫자 찾아 연결하기

2	3	7	9	2	5	8	4	9	7
5	9	6	6	6	6	6	6	3	4
9	2	6	5	3	7	4	6	8	2
7	8	6	4	8	2	5	6	9	8
2	9	6	6	6	6	6	6	3	5
8	4	6	9	3	5	3	6	7	8
9	5	6	2	9	4	8	6	2	9
3	7	6	4	7	2	5	6	9	4
8	3	6	6	6	6	6	6	8	7
5	4	7	2	5	8	3	7	4	3

매일의 언어 문제

파급, 파도, 파리, 파생, 파악, 파장, 파편, 판단, 판매, 판사, 판촉, 판화, 팔도, 팔자, 팔짱, 팥죽, 패가, 패지, 팬티, 팻말, 팽이, 팽창, 펀드, 펄럭, 펄쩍, 펜싱, 펜촉, 펭귄, 편곡, 편도, 편식, 편애, 편의, 편집, 편파, 폄하, 평가, 평균, 평등, 평면, 평생, 평안, 평판, 평행, 폐관, 폐기, 폐백, 폐차, 포근, 포도, 포복, 포부, 포섭, 포장, 포함, 폭로, 폭발, 폭죽, 폭파, 폭풍, 폴더, 퐁당, 표결, 표기, 표면, 표범, 표시, 표정, 표현, 푸념, 푼돈, 푼수, 풀이, 품목, 품질, 품평, 풍경, 풍년, 풍물, 풍선, 풍요, 피고, 피구, 피로, 피망, 피복, 피부, 피서, 피신, 피임, 피해, 핀잔, 필기, 필독, 필사, 필요, 필통, 핍박, 핏대, 핑계 … 등이 있습니다.

화

매일의 계산 문제

1. 3   2. 23   3. 53   4. 23
5. 57   6. 687 7. 581 8. 234

숫자 계산

1. 26 + **33** = 59
2. 38 + **26** = 64
3. **37** + 45 = 82

매일의 언어 문제

자수, 자상, 자신, 자동, 자비, 자호, 세자, 세수, 세상, 세보, 세호, 세관, 세교, 세동, 세비, 수세, 수상, 수통, 수호, 수관, 수교, 수육, 수신, 수동, 수비, 상자, 상세, 상수, 상보, 상통, 상호, 상관, 상교, 상신, 상동, 상비, 보세, 보수, 보상, 보통, 보호, 보관, 보육, 보신, 보비, 통수, 통상, 통보, 통관, 통교, 통신, 호자, 호세, 호수, 호상, 호통, 호관, 호신, 호동, 관자, 관세, 관수, 관상, 관통, 관보, 관호, 관동, 관비, 교자, 교세, 교수, 교통, 교관, 교육, 교신, 교동, 교비, 육수, 육상, 육교, 육신, 신자, 신세, 신수, 신상, 신보, 신통, 신호, 신관, 신교, 신동, 동자, 동세, 동수, 동상, 동통, 동호, 동교, 동신, 비자, 비세, 비수, 비상, 비보, 비통, 비호, 비관, 비교, 비육, 비신 … 등이 있습니다.

1주 정답

매일의 계산 문제

1. 64   2. 86   3. 219   4. 192
5. 363   6. 3015   7. 3120   8. 6293

글자 회전 　　　　　　　　　　　　수

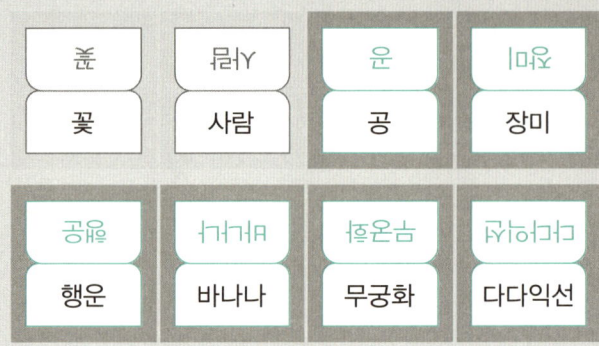

매일의 언어 문제

1. 식은 죽 먹기   2. 가는 말이 고와야 오는 말이 곱다   3. 우물 안 개구리
4. 하늘의 별 따기   5. 옷이 날개

시계 문제

2시 25분 / 11시 40분

매일의 계산 문제

1. 5   2. 11   3. 15   4. 73
5. 9   6. 12   7. 12   8. 54

스도쿠 　　　　　　　　　　　　목

1	4	2	3
3	2	4	1
2	1	3	4
4	3	1	2

4	3	2	1
1	2	3	4
2	1	4	3
3	4	1	2

매일의 언어 문제

1. 길을 걷다가 친구를 (우연이 / **우연히**) 만나다.
2. 학교 연극에서 중요한 (**역할** / 역활)을 맡았다.
3. 편지 봉투에 우표를 (**붙이다** / 부치다).
4. 형의 옷을 (되물림 / **대물림**) 받아 입다.
5. 더위보다 추위가 (**낫다** / 낮다).

금

매일의 계산 문제

1. 34 2. 281 3. 90 4. 72

5. 58 6. 431 7. 82 8. 240

글자와 위치 기억하기

					³사
	¹앵		⁴무	화	과
²자	두				
몽		⁵파	인	애	플
		파			
		야			

매일의 언어 문제

1. 숟가락   2. 고무장갑   3. 뚝배기   4. 주전자   5. 뒤집개   6. 냄비   7. 도마   8. 칼, 컵

상기하기

1. 고무장갑, 냄비, 대접, 도마, 뒤집개, 뚝배기, 물병, 솥, 숟가락, 오프너, 저울, 절구, 접시, 젓가락, 주전자, 칼, 컵, 포크, 프라이팬

2.
도	마	고	냄	포	크	물	바
무	산	모	국	조	군	숟	가
뚝	주	전	자	울	저	가	수
접	새	절	강	젓	가	락	대
저	안	뒤	집	가	울	마	국
울	도	집	구	뚝	배	기	남
표	크	개	저	바	도	가	냄
팬	프	라	이	팬	접	락	비

2
뇌미인 트레이닝 베이직
둘째 주

월

월   일

일기 쓰기

지난 일주일 동안 느꼈던 감정들을 아래에 제시된 단어를 이용하여 문장으로 써보세요.

걱정하다. 귀찮다. 당황스럽다. 감사하다. 기쁘다. 놀라다. 만족스럽다. 반갑다. 부럽다. 벅차다.
서운하다. 슬프다. 뿌듯하다. 사랑스럽다. 상쾌하다. 신나다. 안타깝다. 자랑스럽다. 재미있다. 즐겁다.
지루하다. 화나다. 짜증스럽다. 행복하다. 흐뭇하다. 홀가분하다. 후회스럽다. 감동하다. 좋다.

예) 나는 지난 주 수요일에 친구와 함께 등산을 가서 기분이 매우 좋았다.

....
....
....
....

생활 용품 생활에 자주 사용하는 물건입니다. 따라 써보세요.

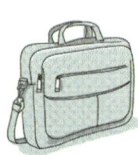	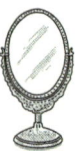	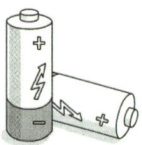	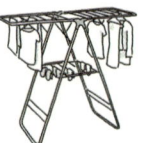
가방	거울	건전지	건조대

매일의 계산 문제

1) 2 + 3
2) 6 + 8
3) 18 + 7
4) 21 + 32
5) 27 + 34
6) 46 + 79
7) 378 + 214
8) 445 + 395

같은 글자 찾기

주의집중력

전두엽을 활성화시키는 주의집중력 훈련입니다

아래의 〈글자판〉에서 글자 **'밤'**을 모두 찾아 색칠해 보세요.
찾은 글자 **'밤'**을 모두 연결했을 때 어떤 글자가 나오는지 맞혀보세요.

밥	박	발	밥	박	방	발	박	밥	밭
밭	방	밤	밤	밤	밤	밤	밤	박	방
발	밥	밭	방	밥	방	밭	밤	발	밥
밥	박	밭	밥	밤	박	방	밤	방	발
밭	밥	박	방	밤	밭	발	밭	박	밭
발	밤	밤	밤	밤	밤	밤	밤	밤	방
밭	박	발	밥	발	박	방	발	밭	밥
발	방	밤	밤	밤	밤	밤	밤	발	박
박	밥	밤	밥	밭	방	발	밤	밥	발
밭	박	밤	밤	밤	밤	밤	밤	밭	방

매일의 언어 문제

'ㅎ'으로 시작하는 두 글자 단어를 10개 이상 적어보세요.

하늘

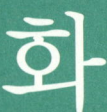

졸업한 학교

과거에 졸업한 학교 이름과 졸업 연도를 적어보세요.

시기	졸업한 학교명	졸업연도
초등학교(국민학교)		
중학교		
고등학교		
대학교		
대학원		
기타	예시) 뇌미인 주부학교	

생활 용품 생활에 자주 사용하는 물건입니다. 따라 써보세요.

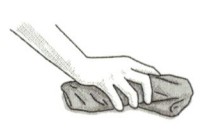 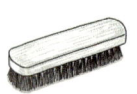 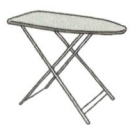 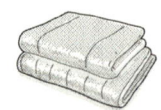

걸레   구둣솔   다리미판   담요

매일의 계산 문제

① 7 − 5

② 19 − 7

③ 75 − 8

④ 44 − 13

⑤ 62 − 39

⑥ 646 − 58

⑦ 868 − 294

⑧ 712 − 488

무게 계산

계산력

왼쪽 두정엽을 활성화시키는 계산력 훈련입니다

아래 표에는 도형들의 무게가 제시되어 있습니다. 저울에 있는 도형들의 총 무게를 계산하여 적어보세요.

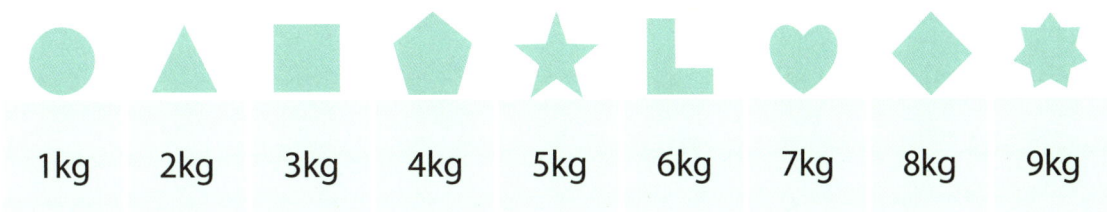

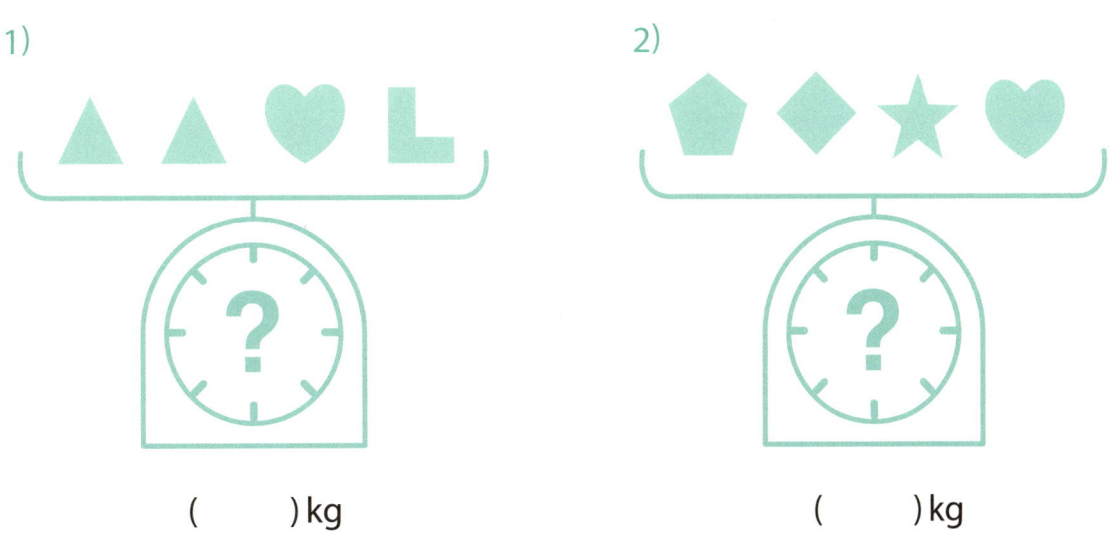

1) (   ) kg

2) (   ) kg

매일의 언어 문제

두 글자씩 짝을 지어 단어를 만들어보세요. (글자 중복 사용가능)

기도   단지

기 절
차 대 약 단
  원 도 수
  명 정 인 지

수

일기 쓰기

자유롭게 빈칸을 채워서 일기를 완성해 보세요.

· 오늘은 _____월 _____일 _____요일이며, 아침 _____시에 기상했다.
· 어제 참 재미있었던 일은 _____이었다.
· 오늘 낮에 _____에 가서 _____을/를 했다.
· 오늘 본 TV 방송 중에서 _____이/가 제일 재미있었다.
· 내일 _____시에 _____ 약속이 있다.

생활 용품 생활에 자주 사용하는 물건입니다. 따라 써보세요.

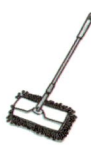
대걸레

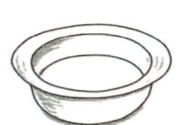
대야(세숫대야)

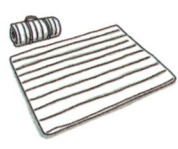
돗자리

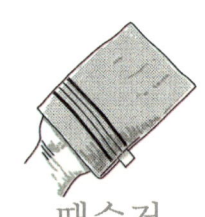
때수건

매일의 계산 문제

① 7 × 6

② 32 × 2

③ 24 × 4

④ 46 × 3

⑤ 43 × 22

⑥ 34 × 97

⑦ 557 × 4

⑧ 169 × 27

도형 회전

시공간 능력

오른쪽 두정엽을 활성화시키는 시공간 능력 훈련입니다

아래 〈예시〉처럼 같은 모양의 도형들이 일정한 방향으로 회전되어 있습니다.
회전된 4개의 도형 중에 색깔 토막의 위치가 다른 도형 하나를 찾아보세요.

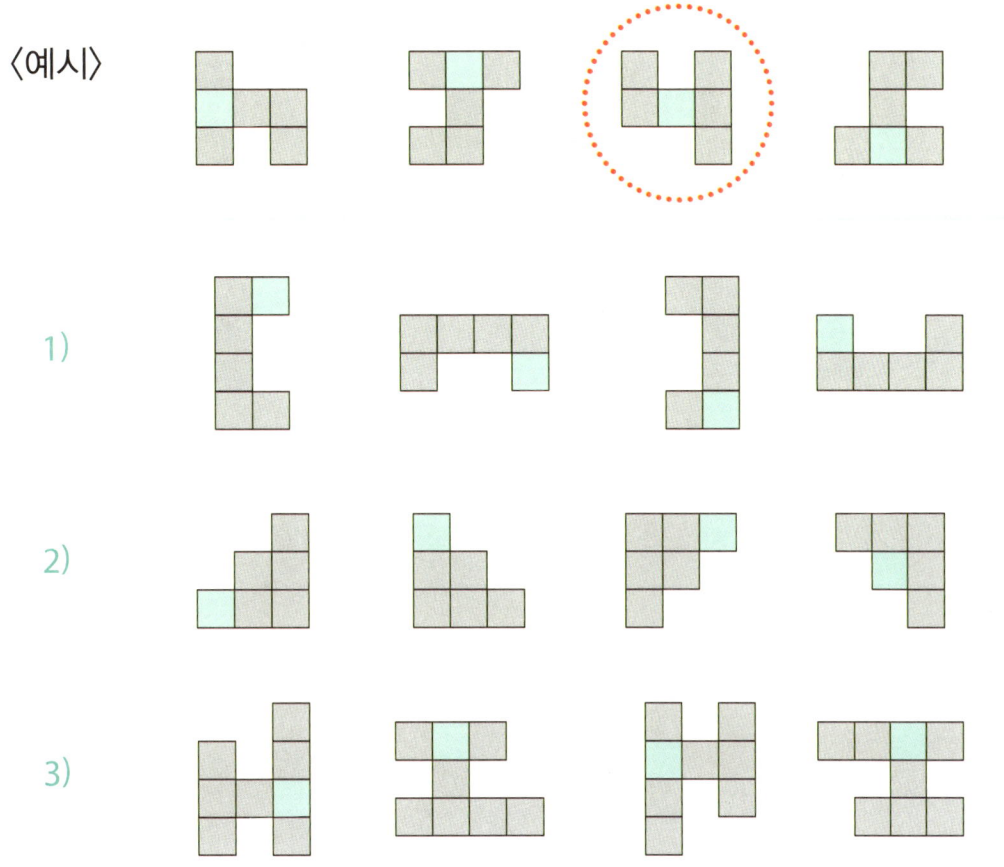

매일의 언어 문제

문맥을 파악하여 아래 빈 칸에 들어갈 속담을 맞혀보세요.

1 (ㅁ 이 ㅆㄱ 된다)고 긍정적인 말을 많이 하면 좋은 일이 생길 거야.

2 (ㅈㅇ ㄱㅊ가 ㅁ다)고 키가 작은데도 힘이 장난이 아니더라.

3 잘 찾아봐. (ㄷㅈ ㅁ이 ㅇ둡ㄷ)고 오히려 가까운 곳에 찾는 물건이 있을 수 있어.

4 (ㅌㄲ ㅁㅇ ㅌ산)이라고, 그 동안 모은 동전으로 원하던 책을 샀다.

5 (ㅎㄹㅇ도 제ㅁ하면 ㅇㄷ)더니, 마침 네 이야기를 하고 있었어.

목

월   일

시계 그리기 아래 제시된 시간을 시침과 분침으로 표시보세요.

1) 10시 15분

2) 5시 40분

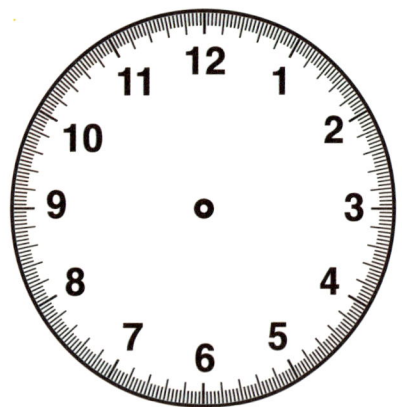
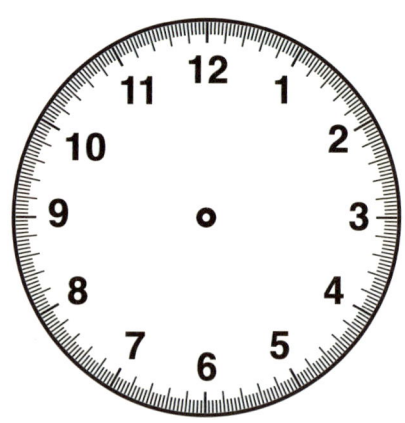

생활 용품 생활에 자주 사용하는 물건입니다. 따라 써보세요.

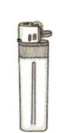		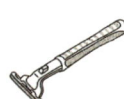	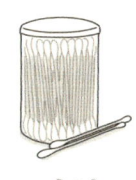
라이터	먼지떨이	면도기	면봉

매일의 계산 문제

① 2) 12

② 4) 84

③ 2) 58

④ 5) 170

⑤ 72 ÷ 8 =

⑥ 24 ÷ 2 =

⑦ 68 ÷ 4 =

⑧ 282 ÷ 6 =

규칙 전환

전두엽 기능

전두엽을 활성화시키는 집행기능 훈련입니다

빨간색 숫자는 더 큰 숫자에, 파란색 숫자는 더 작은 숫자에 동그라미 표시하세요.
앞에서부터 차례대로 가능한 한 빠르고 정확하게 해보세요.

13 (18)	(21) 33

15 19	23 24	13 32	35 31
28 29	50 27	44 41	26 29
13 17	24 26	37 39	11 13
9 8	46 52	18 15	30 27
28 24	17 14	35 33	62 67
31 46	59 58	5 4	47 46
16 18	23 21	66 68	34 37

매일의 언어 문제

알맞은 맞춤법을 찾아 동그라미 치세요.

[예시] 호텔에 (묶다 / (묵다)).

1 김치를 (담그다 / 담구다).
2 강아지 털이 (복실복실 / 복슬복슬) 하다.
3 친구에게 편지를 (붙이다 / 부치다).
4 아기를 (낳다 / 낫다).
5 죄를 범한 사람에게 과태료를 (부가하다 / 부과하다).

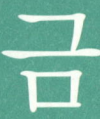

월   일

일기쓰기

자유롭게 빈칸을 채워서 일기를 완성해 보세요.

· 오늘은 _____월 _____일 _____요일이며, 아침 _____시에 기상했다.
· 이번 한주 동안 _____, _____, _____, _____을/를 샀다.
· 이번 주 월요일부터 금요일까지 총 쓴 돈은 _____원이다.
· 이번 주말에는 외식으로 _____을/를 먹을 계획이다.
· 다음 주에 가장 기대되는 일은 _____이다.

생활 용품 생활에 자주 사용하는 물건입니다. 따라 써보세요.

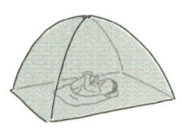	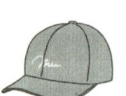	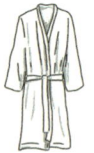	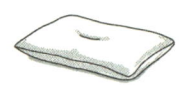
모기장	모자	목욕 가운	베개

매일의 계산 문제

① 68 - 44 + 71 =

② 62 x 25 - 84 =

③ 96 ÷ 3 - 18 =

④ 15 ÷ 5 x 3 =

⑤ 49 - 25 + 55 + 32 =

⑥ 26 x 13 - 34 + 57 =

⑦ 48 ÷ 6 + 86 - 29 =

⑧ 56 ÷ 7 x 29 - 61 =

바둑 위치 기억하기

기억력

측두엽을 활성화시키는 기억력 훈련입니다

아래 바둑판에 있는 각 바둑알의 위치를 기억해보세요. 흑돌과 백돌의 순서를 기억해보면 쉽게 기억할 수 있을 거예요. 뒷장으로 넘겨서 기억한 바둑알의 위치를 그려보세요.

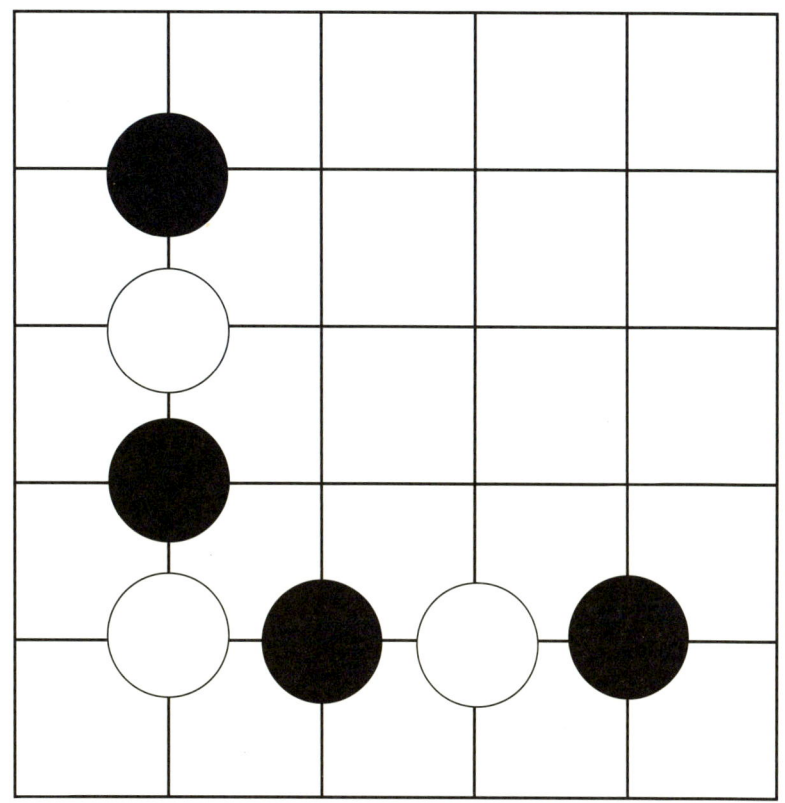

매일의 언어 문제

아래 제시된 초성을 보고 생활용품 이름을 맞혀보세요.

예: ㄱ 방 → 가방

1 ㄱ 울

2 ㄷ 자 ㄹ

3 라 ㅇ ㅌ

4 ㅁ ㄷ 기

5 ㄱ 전 ㅈ

6 ㅂ 개

7 모 ㅈ

8 ㄸ 수 ㄱ

바둑 위치 기억하기

월   일

바둑알의 위치를 기억해볼까요?
아래 예시처럼 앞서 기억했던 바둑알을 바둑판의 알맞은 위치에 그려보세요.

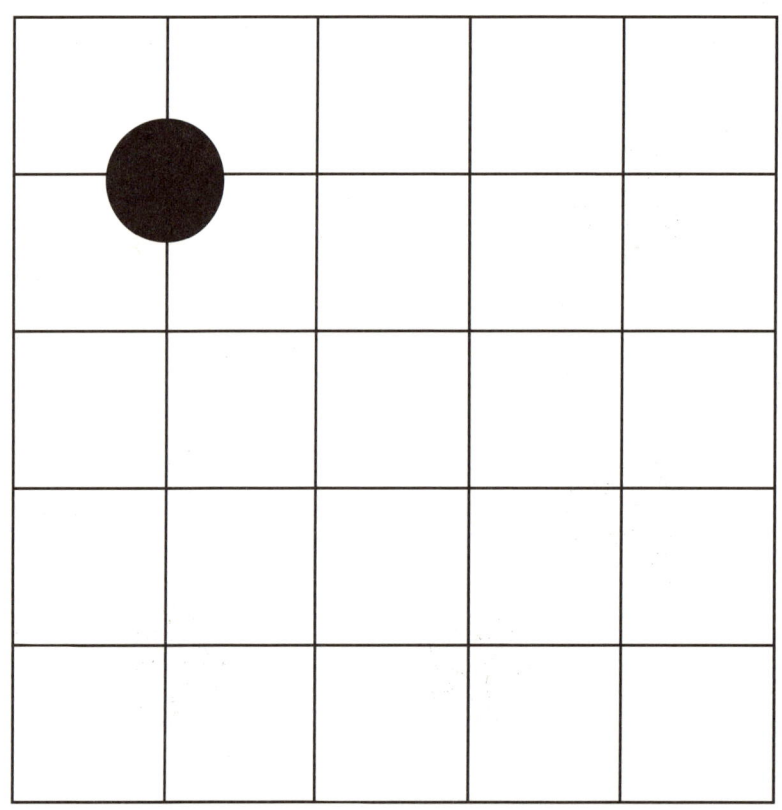

똑같이 그리기

아래 왼쪽에 있는 바둑판 그림을 오른쪽 바둑판에 똑같이 그려보세요.

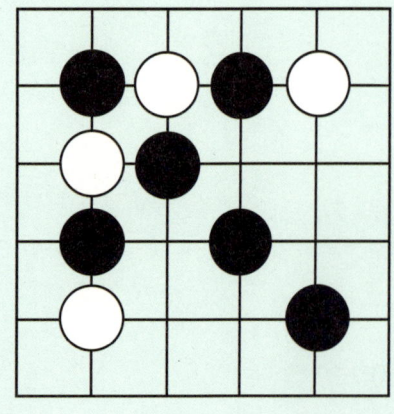  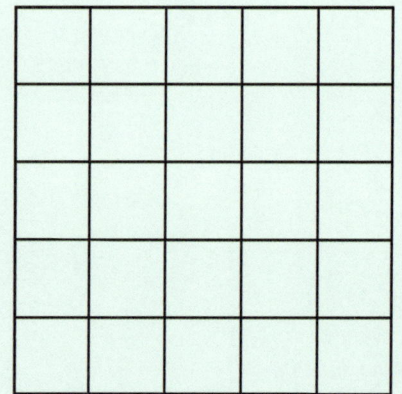

상기하기

2주차 단어

1) 이번 주는 생활용품에 대해 알아봤습니다. 다시 상기 해봅시다.
   이번 주에 배운 생활용품 이름을 생각나는대로 최대한 많이 적어보세요.

   가방

2) 아래 글자판에서 이번 주에 배운 생활용품 이름을 모두 찾아 동그라미 치세요.

나	거	인	모	장	기	베	개
경	울	산	건	전	지	구	바
라	이	건	조	다	면	다	면
자	리	무	대	걸	모	자	도
마	면	봉	가	돗	기	소	개
자	도	면	담	사	장	무	가
가	기	당	요	로	봉	구	방
악	라	이	자	대	걸	레	상

즐거운 주말이 왔습니다

선을 진하게 따라 그린 후, 예쁘게 색칠해보세요.

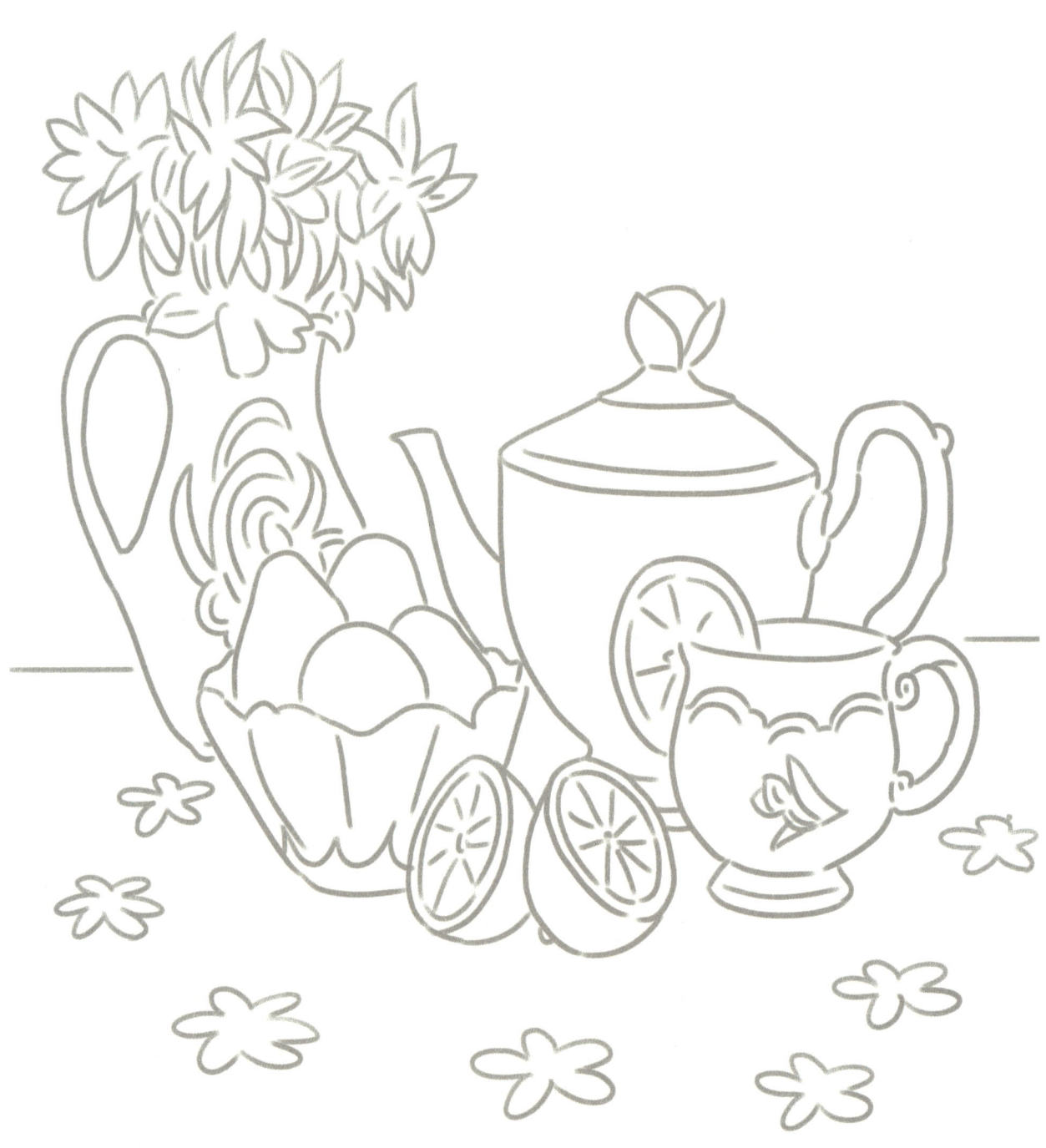

2주 정답

매일의 계산 문제

① 5 ② 14 ③ 25 ④ 53

⑤ 61 ⑥ 125 ⑦ 592 ⑧ 840

같은 글자 찾기 [월]

밥	박	밭	밥	박	방	밭	박	밥	밭
밭	방	밤	밤	밤	밤	밤	밤	박	방
밭	밥	밭	밥	방	밥	밭	밤	밭	밥
밥	박	밭	밥	밤	박	밥	밭	방	밥
밭	밥	박	밥	밤	밭	밥	밭	밭	밭
밭	밤	밤	밤	밤	밤	밤	밤	밤	방
밭	박	밭	밥	밭	박	방	밭	밭	밥
밭	방	밤	밤	밤	밤	밤	밤	밭	박
박	밥	밤	밥	밭	방	밭	밤	밥	밭
밭	박	밤	밤	밤	밤	밤	밭	밭	방

매일의 언어 문제

하루, 하마, 하숙, 학교, 학문, 학위, 한글, 한지, 한파, 할부, 할인, 함락, 함정, 합격, 합법, 항공, 항상, 해결, 해변, 핵심, 햅쌀, 햇볕, 행동, 행정, 향료, 향수, 허리, 허풍, 헌정, 헌혈, 헐값, 험상, 헛간, 헝겊, 헤엄, 헬멧, 혁신, 현금, 현실, 혈관, 혈액, 혐오, 혐의, 협공, 협력, 형광, 형식, 혜성, 혜택, 호박, 호칭, 호흡, 혹사, 혹시, 혼돈, 혼인, 홀대, 홀수, 홍보, 홍학, 홑몸, 화장, 화폐, 확대, 확인, 환경, 환승, 활동, 활약, 황금, 황사, 회계, 회복, 획득, 획일, 횡단, 횡령, 효과, 효율, 후기, 후원, 훈련, 훈장, 훼방, 훼손, 휴식, 휴지, 흉기, 흑백, 흑자, 흔연, 흔적, 흠모, 흡수, 흡입, 흥분, 흥정, 희극, 희망, 힘줄
… 등이 있습니다.

매일의 계산 문제 [화]

① 2 ② 12 ③ 67 ④ 31

⑤ 23 ⑥ 588 ⑦ 574 ⑧ 224

무게 계산

1. 17 kg   2. 24 kg

매일의 언어 문제

수기, 수도, 수대, 수차, 수단, 수정, 수명, 수지, 수원, 수인, 절기, 절도, 절약, 절대, 절차, 절단, 절정, 절명, 절지, 기절, 기약, 기대, 기차, 기단, 기정, 기명, 기지, 기원, 기인, 도기, 도약, 도단, 도정, 도지, 도원, 도인, 약기, 약도, 약대, 약단, 약정, 약명, 약지, 약인, 대절, 대기, 대도, 대차, 대정, 대명, 대지, 대원, 대인, 차기, 차도, 차단, 차지, 차원, 차인, 단절, 단기, 단도, 단약, 단대, 단정, 단명, 단지, 단원, 정절, 정기, 정도, 정차, 정명, 정지, 정원, 정인, 명절, 명기, 명도, 명약, 명단, 명지, 명원, 명인, 원절, 원기, 원도, 원대, 원단, 원정, 원지, 원수, 원인, 인기, 인도, 인대, 인단, 인정, 인명, 인지, 인수, 인원, 지기, 지도, 지대, 지단, 지정, 지명, 지수, 지원, 지인 … 등이 있습니다.

2주 정답

매일의 계산 문제

① 42　② 64　③ 96　④ 138

⑤ 946　⑥ 3298　⑦ 2228　⑧ 4563

도형 회전

1.
2.
3.

매일의 언어 문제

1. 말이 씨가 된다　2. 작은 고추가 맵다　3. 등잔 밑이 어둡다　4. 티끌 모아 태산

5. 호랑이도 제 말하면 온다

시계 그리기

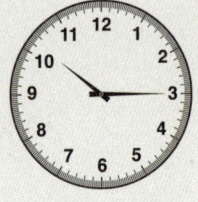
1) 10시 15분

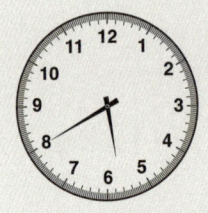
2) 5시 40분

매일의 계산 문제

① 6　② 21　③ 29　④ 34
⑤ 9　⑥ 12　⑦ 17　⑧ 47

규칙 전환

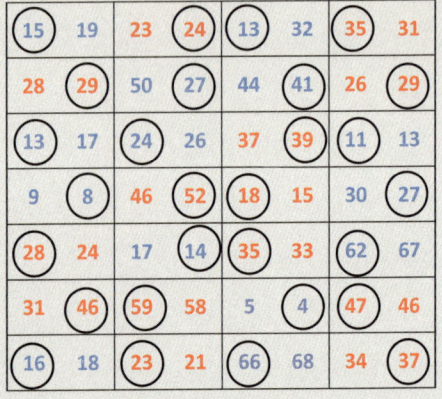

매일의 언어 문제

1. 김치를 (담그다 / 담구다).
2. 강아지 털이 (복실복실 / 복슬복슬)하다.
3. 친구에게 편지를 (붙이다 / 부치다).
4. 아기를 (낳다 / 낫다).
5. 죄를 범한 사람에게 과태료를 (부가하다 / 부과하다).

매일의 계산 문제

① 95 ② 1466 ③ 14 ④ 9

⑤ 111 ⑥ 361 ⑦ 65 ⑧ 171

바둑 위치 기억하기

금

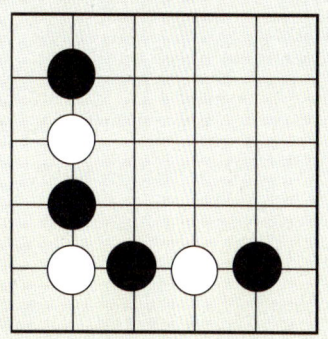

매일의 언어 문제

1. 거울   2. 돗자리   3. 라이터   4. 면도기   5. 건전지   6. 베개   7. 모자   8. 때수건

상기하기

1. 가방, 거울, 건전지, 건조대, 걸레, 구둣솔, 다리미판, 담요, 대걸레, 세숫대야, 돗자리, 때수건, 라이터, 먼지떨이, 면도기, 면봉, 모기장, 모자, 목욕 가운, 베개

2.
나	거	인	모	장	기	베	개
경	울	산	건	전	지	구	바
라	이	건	조	다	면	다	면
자	리	무	대	걸	모	자	도
마	면	봉	가	돗	기	소	개
자	도	먼	담	사	장	무	가
가	기	당	요	로	봉	구	방
악	라	이	자	대	걸	레	상

3

뇌미인 트레이닝 베이직

셋째 주

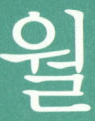

월

월   일

일기쓰기

자유롭게 빈칸을 채워서 일기를 완성해 보세요.

· 오늘은 _____년 _____월 _____일 _____요일이다.
· 지난 주말에는 _____와 함께 _____을/를 갔다.
· 어제 낮에는 _____을/를 했으며, 저녁에는 _____을/를 했다.
· 오늘 점심 식사로 _____와/과 함께 _____을/를 먹었다.
· 이번 주에 가장 신나는 계획은 _____이다.

생활 용품 생활에 자주 사용하는 물건입니다. 따라 써보세요.

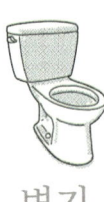
변기

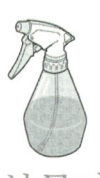
분무기

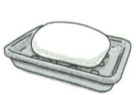
비누

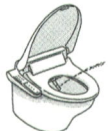
비데

매일의 계산 문제

①   5
 + 4

②   9
 + 6

③ 45
 + 8

④ 14
 + 22

⑤ 29
 + 56

⑥ 98
 + 54

⑦ 647
 + 319

⑧ 353
 + 479

같은 모양 찾기

주의집중력

전두엽을 활성화시키는 주의집중력 훈련입니다

아래 예시처럼 표에서 기호 '♥'를 모두 찾아 동그라미 표시하고,
예시를 포함하여 총 몇 개인지 맞혀보세요.

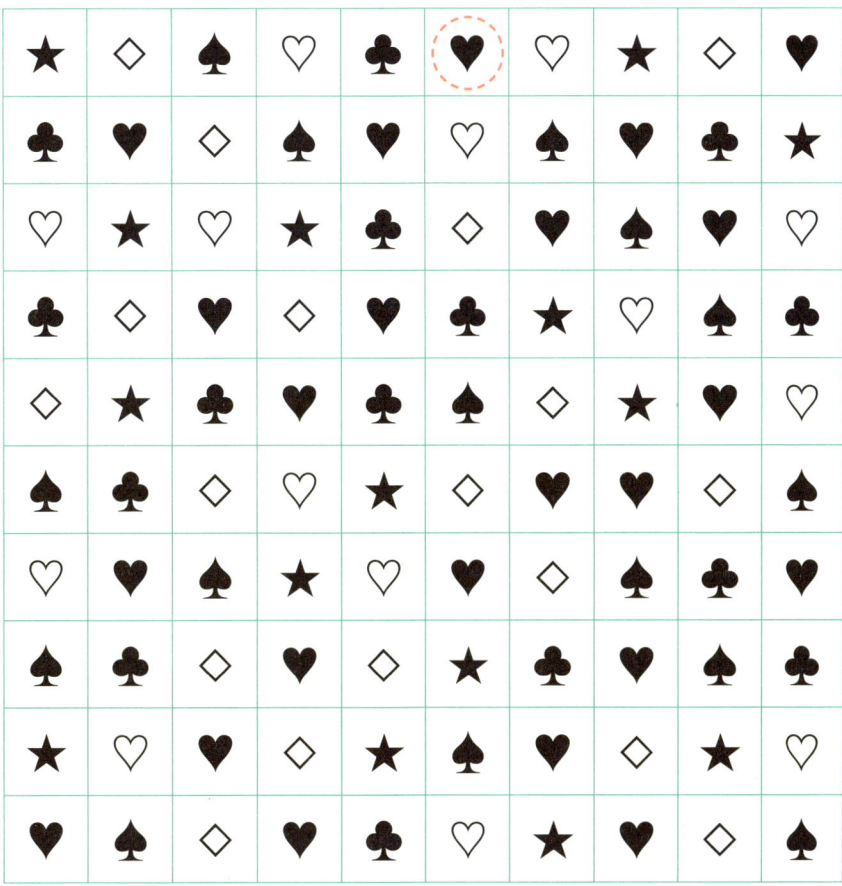

매일의 언어 문제

'가'로 시작하는 두 글자 단어를 5개 이상 적어보세요.

가구

'간'으로 시작하는 두 글자 단어를 5개 이상 적어보세요.

간주

'감'으로 시작하는 두 글자 단어를 5개 이상 적어보세요.

감각

'강'으로 시작하는 두 글자 단어를 5개 이상 적어보세요.

강가

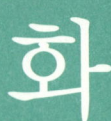

월   일

우리 동네

우리 동네에 있는 우리 집과 가장 가까운 건물/시설의 이름을 적어보세요.

건물/시설	이름	건물/시설	이름
전철역		슈퍼	
학교		편의점	
병원		세탁소	
약국		미용실	
은행		식당	
대형 마트		카페	

생활 용품 생활에 자주 사용하는 물건입니다. 따라 써보세요.

 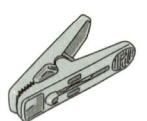 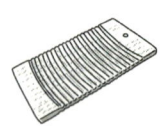 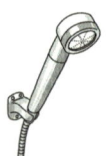

| 빗자루 | 빨래집게 | 빨래판 | 샤워기 |

매일의 계산 문제

① 9 − 6

② 35 − 4

③ 48 − 9

④ 67 − 14

⑤ 75 − 58

⑥ 419 − 77

⑦ 537 − 192

⑧ 926 − 359

주사위 계산

계산력

왼쪽 두정엽을 활성화시키는 계산력 훈련입니다

주사위의 동그라미 개수를 숫자로 연상하여 계산해보세요.
〈예시〉와 같이 주사위 두 개가 이어 있으면 두 자리 숫자, 세 개가 이어 있으면 세 자리 숫자가 됩니다.

〈예시〉 1 3 5 + 2 6 = **161**

1) =

2) =

3) =

매일의 언어 문제

두 글자씩 짝을 지어 단어를 만들어보세요. (글자 중복 사용가능)

반지   전구

사 영
반 전
  어 구
  장
성
  문
지 공 포 화

수

월   일

일기쓰기

어제와 오늘 느꼈던 감정들을 아래에 제시된 단어를 이용하여 문장으로 써보세요.

걱정하다. 귀찮다. 당황스럽다. 감사하다. 기쁘다. 놀라다. 만족스럽다. 반갑다. 부럽다. 벅차다.
서운하다. 슬프다. 뿌듯하다. 사랑스럽다. 상쾌하다. 신나다. 안타깝다. 자랑스럽다. 재미있다. 즐겁다.
지루하다. 화나다. 짜증스럽다. 행복하다. 흐뭇하다. 홀가분하다. 후회스럽다. 감동하다. 좋다.

예) 오늘 낮에 오랜만에 친구들을 만나서 기분이 좋았다.

....

....

....

....

생활 용품 생활에 자주 사용하는 물건입니다. 따라 써보세요.

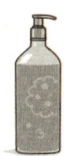	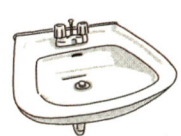	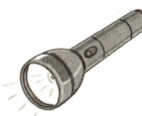	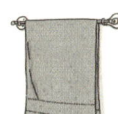
샴푸	세면기	손전등	수건

매일의 계산 문제

① 9 × 9

② 21 × 4

③ 34 × 5

④ 54 × 8

⑤ 34 × 12

⑥ 59 × 26

⑦ 896 × 3

⑧ 503 × 13

위에서 본 모양

시공간 능력

오른쪽 두정엽을 활성화시키는 시공간 능력 훈련입니다

〈예시〉처럼 쌓여진 블록들을 위에서 내려다봤을 때 어떻게 보일지 생각해 보세요.
위에서 본 모양을 그대로 오른쪽 빈칸에 색칠해 보세요.

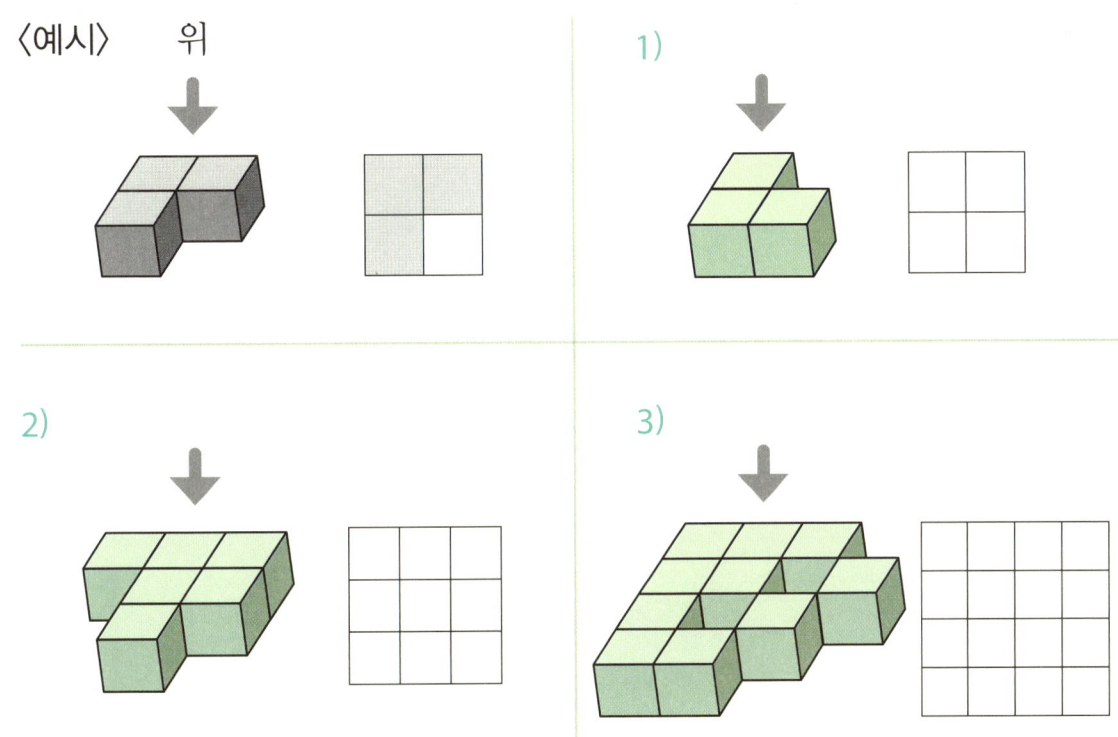

매일의 언어 문제

문맥을 파악하여 아래 빈 칸에 들어갈 속담을 맞혀보세요.

1 (ㅇ숭ㅇ도 ㄴㅁ에서 ㄸㅇㅈㄷ)고 누구나 실수할 수 있으니, 너무 걱정 마세요.

2 (ㄱㄱ산도 ㅅㅎㄱ)이라고 밥부터 먹고 단풍 구경하러 가자.

3 (ㄴ말은 ㅅ가 ㄷㄱ 밤ㅁ은 ㅈ가 ㄷㄴ다)고 항상 말조심 해야한다.

4 (ㅅㅈ이 ㅂ이다)라고 우선 하기 쉬운 일부터 시작해보세요.

5 (ㅅㅅ적 ㅂㄹ ㅇㄷ까지 ㄱㄷ)고 어른이 돼서도 손톱을 물어뜯는구나.

목

시계 문제 왼쪽 시계에서 **2시간 20분**이 흘렀을 때의 시간을 오른쪽 시계에 그려보고 아래 빈칸에 시간도 적어보세요.

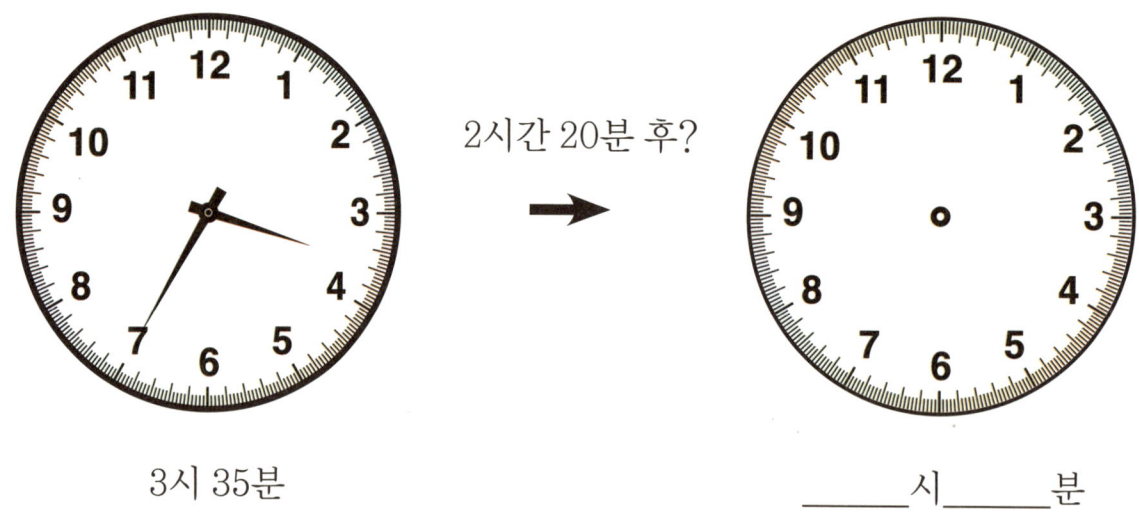

3시 35분   _____시_____분

생활 용품 생활에 자주 사용하는 물건입니다. 따라 써보세요.

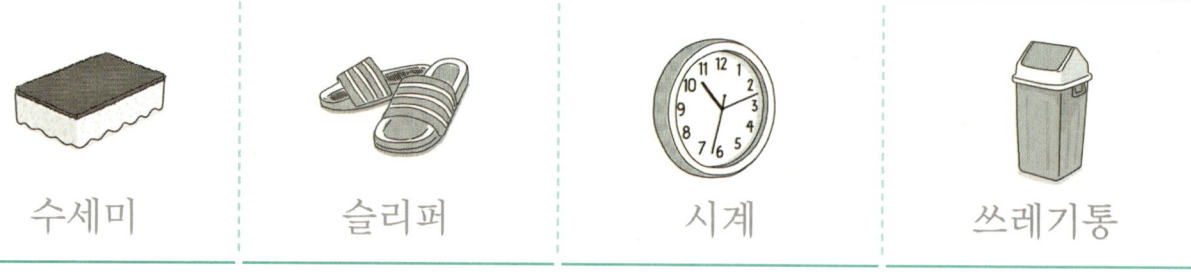

수세미   슬리퍼   시계   쓰레기통

매일의 계산 문제

① 4)36   ② 2)28   ③ 3)42   ④ 8)736

⑤ 45 ÷ 9 =   ⑥ 50 ÷ 5 =   ⑦ 74 ÷ 2 =   ⑧ 168 ÷ 2 =

도형 추론

전두엽 기능

전두엽을 활성화시키는 집행기능 훈련입니다

검은색 바둑알과 흰색 바둑알이 일련의 규칙에 따라 나열되어 있습니다. 어떤 규칙이 있는지 생각해보고, 아래 빈칸에 들어가야 할 바둑알이 흰색 바둑알인지 검은색 바둑알인지 그려보세요.

1)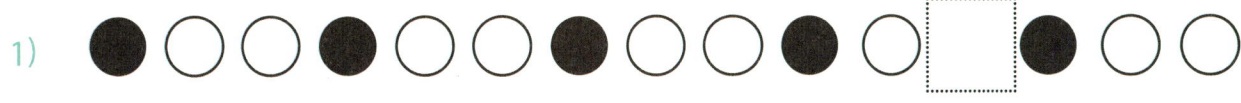

2)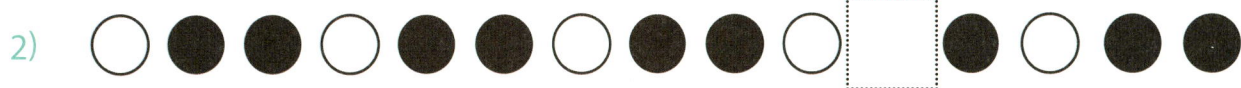

3)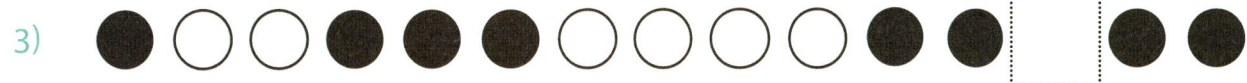

매일의 언어 문제

알맞은 맞춤법을 찾아 동그라미 치세요.

[예시] 호텔에 (묶다 /(묵다)).

1 날이 활짝 (개다 / 게다).

2 (오이소배기 / 오이소박이)를 담그다.

3 마당에 나와 (햇볕 / 햇볕)을 쬐다.

4 의자에 (앉다 / 않다).

5 추석 선물로 (곳감 / 곶감)을 받았다.

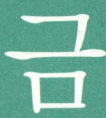

월   일

일기쓰기

자유롭게 빈칸을 채워서 일기를 완성해 보세요.

- 오늘은 ＿＿＿월 ＿＿＿일 ＿＿＿요일이며, 날씨는 ＿＿＿＿＿＿다.
- 이번 주에는 외식을 총 ＿＿＿＿＿번 했다.
- 이번 주에 가장 기억에 남는 일은 ＿＿＿＿＿＿＿이다.
- 이번 주말에는 ＿＿＿＿＿에 가서 ＿＿＿＿＿을/를 할 계획이다.
- 다음 주 ＿＿＿요일에 ＿＿＿＿와/과 함께 ＿＿＿＿식사를 할 것이다.

생활 용품 생활에 자주 사용하는 물건입니다. 따라 써보세요.

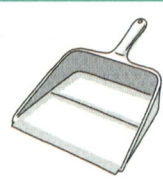	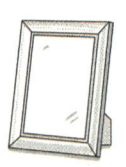	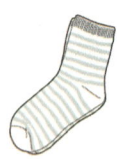	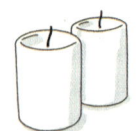
쓰레받기	액자	양말	양초

매일의 계산 문제

1. 24 + 31 - 12 =
2. 28 × 14 + 56 =
3. 74 ÷ 2 + 56 =
4. 98 × 2 ÷ 7 =
5. 64 - 16 + 45 - 18 =
6. 14 × 12 + 44 - 93 =
7. 64 ÷ 4 - 11 + 83 =
8. 25 × 16 ÷ 5 - 43 =

우리나라 행정구역

기억력

측두엽을 활성화시키는 기억력 훈련입니다

우리나라 행정구역 이름들을 외운 후 뒷장에 모두 기억해서 써보겠습니다.

우리나라 행정구역은 **1개의 특별시**, **1개의 특별자치시**, **6개의 광역시**, **8개의 도**, **1개의 특별자치도**로 구성되어 있습니다.

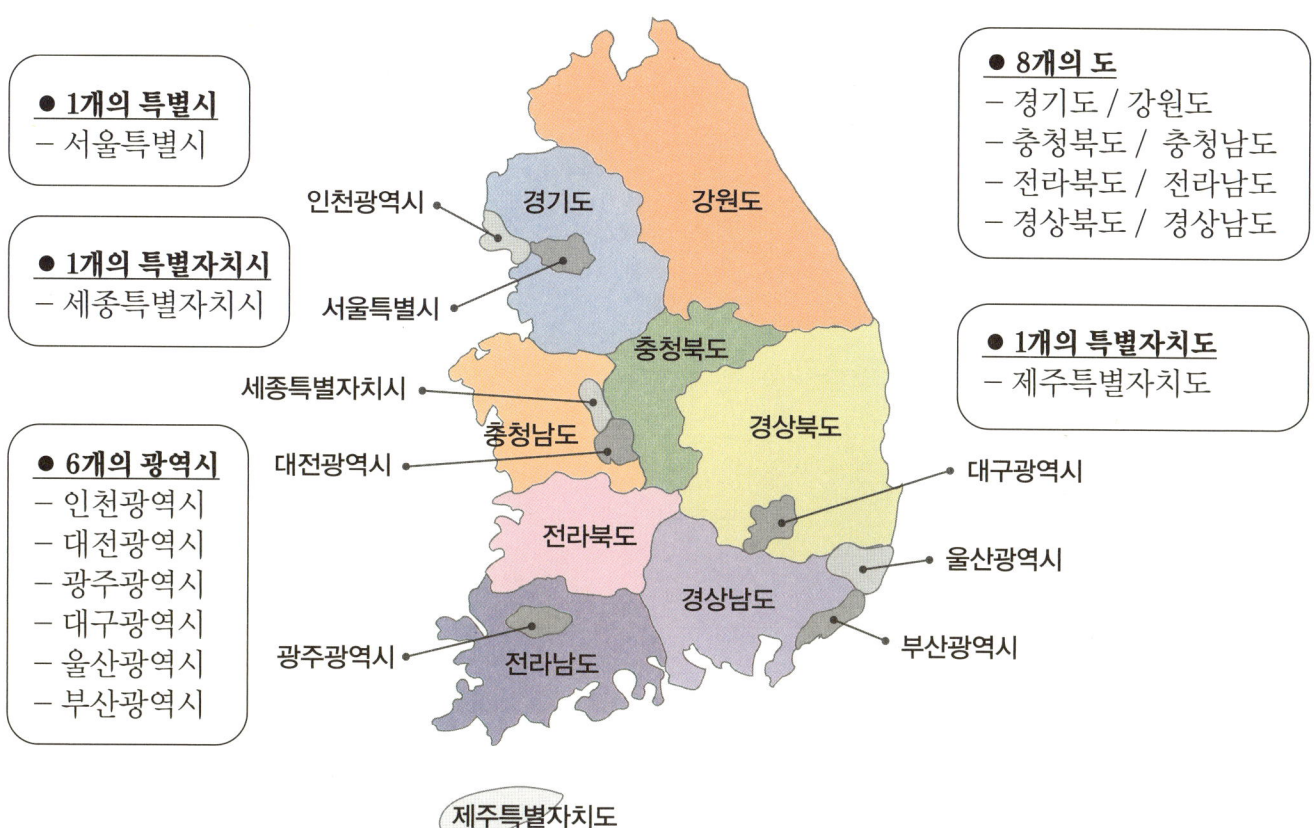

매일의 언어 문제

아래 제시된 초성을 보고 생활용품 이름을 맞혀보세요.

예: ㅅ 건 ➡ 수건

1 ㅂ ㄴ
2 ㅃ ㄹ 집 ㄱ
3 분 ㅁ ㄱ
4 ㅅ ㄱ
5 ㅅ 전 ㄷ
6 ㅇ 자
7 ㅆ ㄹ ㄱ 통
8 ㅇ 초

우리나라 행정구역

월   일

우리나라 행정구역은 (   )개의 특별시, (   ) 개의 특별자치시,
(   )개의 광역시, (   )개의 도, (   ) 개의 특별자치도로 구성되어 있습니다.

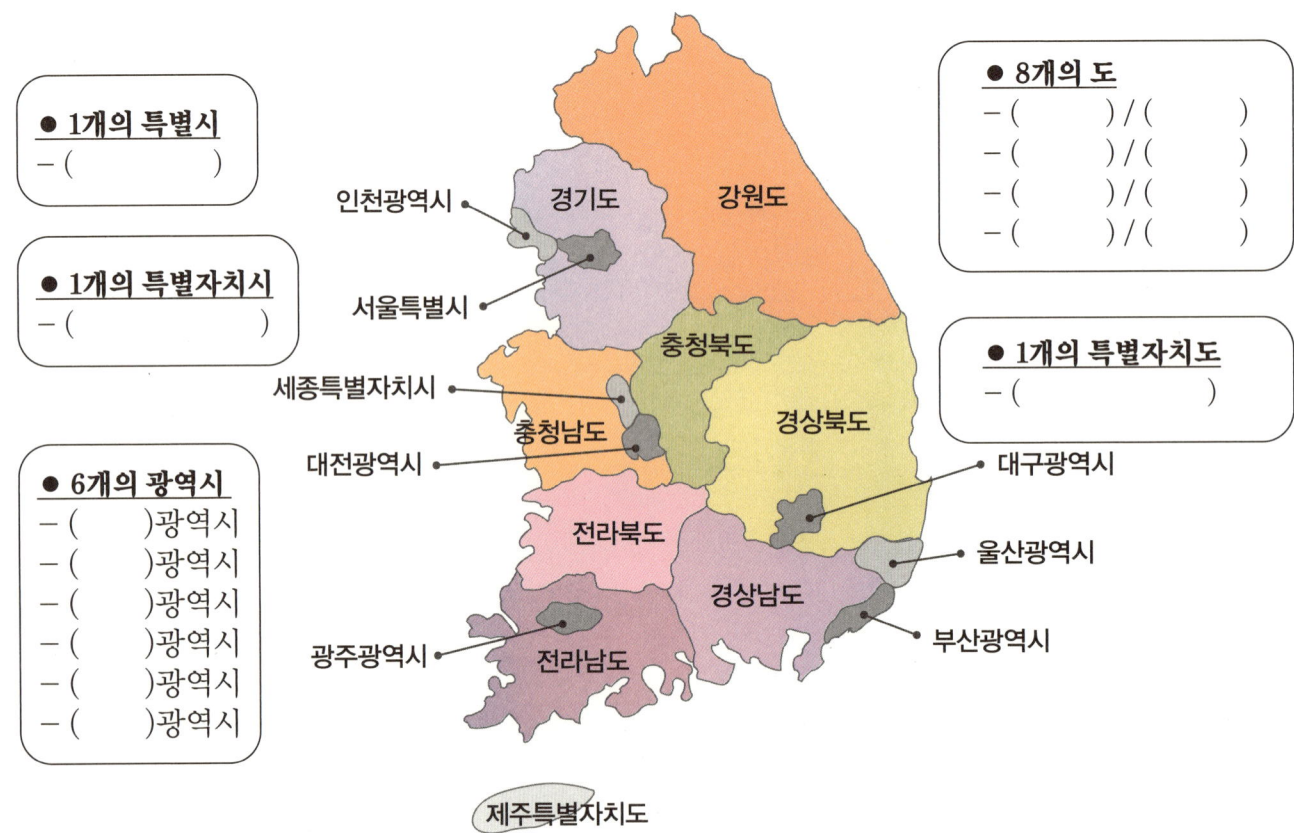

- **1개의 특별시**
  - (   )

- **1개의 특별자치시**
  - (   )

- **6개의 광역시**
  - (   )광역시
  - (   )광역시
  - (   )광역시
  - (   )광역시
  - (   )광역시
  - (   )광역시

- **8개의 도**
  - (   ) / (   )
  - (   ) / (   )
  - (   ) / (   )
  - (   ) / (   )

- **1개의 특별자치도**
  - (   )

내가 전국여행을 한다면

대한민국 전국방방곡곡 여행할 기회가 생긴다면 가고싶은 곳을 순서대로 적어 보세요. 지도를 보며 표시를 하면 더 좋습니다.

상기하기

3주차 단어

1) 이번 주는 생활용품에 대해 알아봤습니다. 다시 상기 해봅시다.
   이번 주에 배운 생활용품의 이름을 생각나는대로 최대한 많이 적어보세요.

   수건

2) 아래 글자판에서 이번 주에 배운 생활용품 이름을 모두 찾아 동그라미 치세요.

시	가	남	수	라	빗	자	루
계	쓰	수	세	미	조	슬	리
양	레	건	모	샴	양	말	손
차	통	반	저	시	초	기	전
쓰	레	받	기	액	계	비	누
레	바	누	분	조	손	세	등
기	슬	액	자	무	전	빨	전
통	리	빨	퍼	기	등	비	도

즐거운 주말이 왔습니다

가장 알맞은 그림의 그림자를 보기에서 찾아보세요.

1)

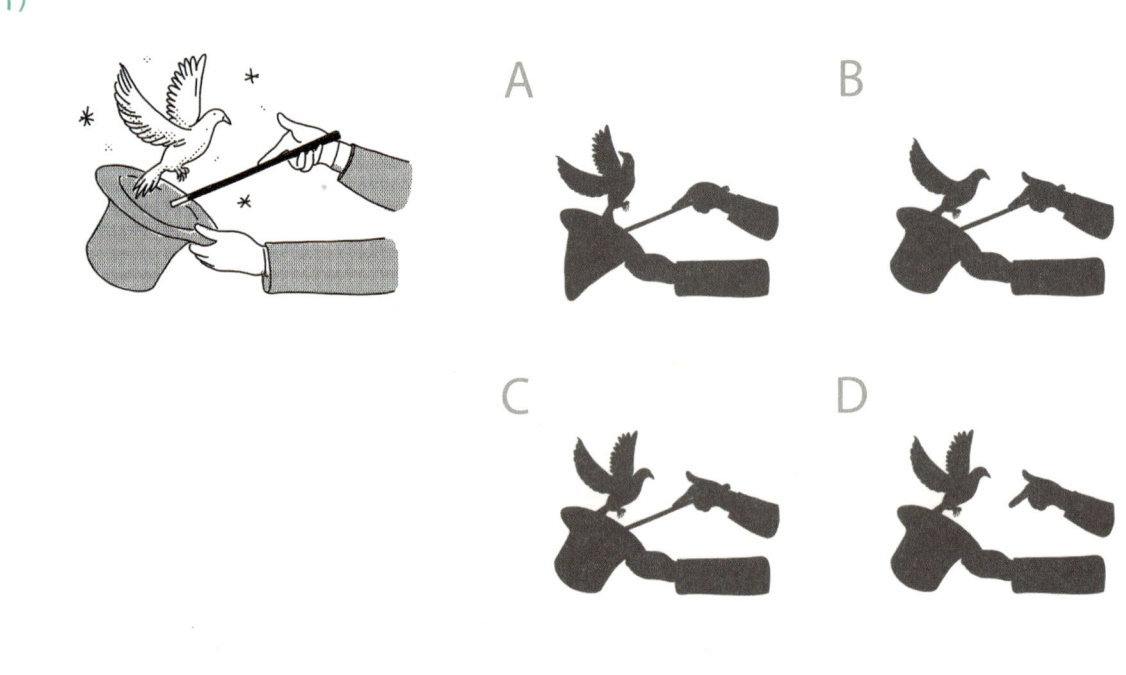

2)

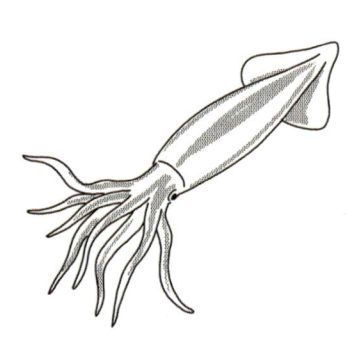

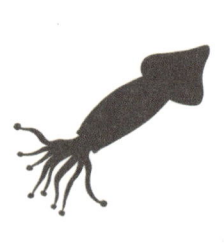 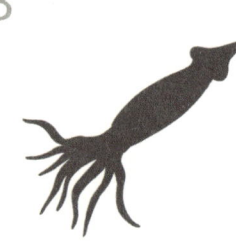

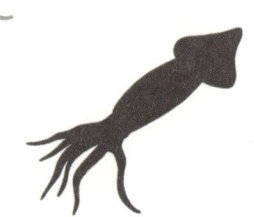 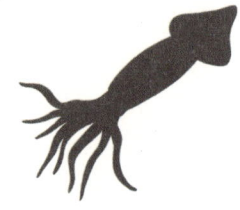

3주 정답

월

매일의 계산 문제

1) 9   2) 15   3) 53   4) 36

5) 85   6) 152   7) 966   8) 832

같은 모양 찾기

답: 총 23개

매일의 언어 문제

[가] 가게, 가격, 가난, 가늠, 가닥, 가동, 가락, 가루, 가면, 가뭄, 가방, 가보, 가사, 가슴, 가시, 가열, 가정, 가죽, 가지, 가짜, 가축, 가치, 가풍, 가해, 가호 … 등이 있습니다.

[간] 간격, 간결, 간계, 간과, 간기, 간단, 간명, 간발, 간밤, 간부, 간사, 간섭, 간염, 간이, 간장, 간접, 간증, 간직, 간첩, 간청, 간택, 간판, 간행, 간호, 간혹 … 등이 있습니다.

[감] 감격, 감기, 감독, 감동, 감량, 감명, 감방, 감별, 감사, 감상, 감소, 감수, 감시, 감안, 감염, 감옥, 감자, 감전, 감정, 감초, 감촉, 감탄, 감투, 감흥, 감히 … 등이 있습니다.

[강] 강건, 강남, 강녕, 강당, 강도, 강등, 강력, 강매, 강명, 강박, 강변, 강사, 강세, 강연, 강요, 강우, 강의, 강점, 강제, 강조, 강타, 강풍, 강행, 강화, 강황 … 등이 있습니다.

화

매일의 계산 문제

1) 3   2) 31   3) 39   4) 53

5) 17   6) 342   7) 345   8) 567

주사위 계산

1. ⚃⚀ + ⚅ = 61
2. ⚄⚂ - ⚃⚀ = 19
3. ⚄⚀⚅ - ⚂ + ⚄⚁ = 173

매일의 언어 문제

반영, 반성, 반전, 반장, 반어, 반사, 반공, 반포, 반구, 반문, 영성, 영지, 영전, 영장, 영어, 영사, 영공, 영화, 영구, 영문, 장영, 장성, 장지, 장전, 장어, 장사, 장화, 장구, 장문, 성영, 성지, 성전, 성장, 성어, 성사, 성공, 성화, 성문, 지반, 지성, 지면, 지단, 지장, 지사, 지공, 지화, 지구, 지문, 전반, 전영, 전지, 전장, 전어, 전면, 전사, 전공, 전화, 전문, 사지, 사전, 사장, 사어, 사공, 사포, 사화, 사구, 사문, 어전, 어장, 어사, 어포, 어화, 어구, 어문, 포성, 포장, 포화, 포구, 포문, 공영, 공성, 공지, 공전, 공장, 공사, 공포, 공화, 공구, 공문, 화반, 화영, 화성, 화지, 화전, 화장, 화공, 화포, 화구, 화문, 구성, 구전, 구장, 구사, 구화, 구문, 문반, 문영, 문성, 문지, 문전, 문장, 문어, 문사, 문화, 문구 … 등이 있습니다.

3주 정답

매일의 계산 문제

① 81 ② 84 ③ 170 ④ 432

⑤ 408 ⑥ 1534 ⑦ 2688 ⑧ 6539

위에서 본 모양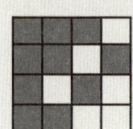

1. 2. 3.

매일의 언어 문제

1. 원숭이도 나무에서 떨어진다   2. 금강산도 식후경   3. 낮말은 새가 듣고 밤말은 쥐가 듣는다
4. 시작이 반이다   5. 세 살 적 버릇 여든까지 간다

시계 문제

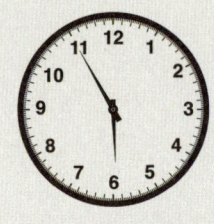 5시 55분

도형 추론

1. ●○○●○○●○○●○○●○○
2. ○●●○●●○●●○●●○●●
3. ●○○●●●○○○●●●○○●●●

매일의 계산 문제

① 9 ② 14 ③ 14 ④ 92
⑤ 5 ⑥ 10 ⑦ 37 ⑧ 84

매일의 언어 문제

1. 날이 활짝 (**개다** / 게다).
2. (오이소배기 / **오이소박이**)를 담그다.
3. 마당에 나와 (**햇볕** / 햇볏)을 쬐다.
4. 의자에 (**앉다** / 앚다).
5. 추석 선물로 (곳감 / **곶감**)을 받았다.

매일의 계산 문제

① 43   ② 448   ③ 93   ④ 28

⑤ 75   ⑥ 119   ⑦ 88   ⑧ 37

우리나라 행정구역

- **1개의 특별시**
  - 서울특별시
- **1개의 특별자치시**
  - 세종특별자치시
- **6개의 광역시**
  - 부산광역시
  - 대구광역시
  - 인천광역시
  - 광주광역시
  - 대전광역시
  - 울산광역시
- **8개의 도**
  - 경기도 / 강원도
  - 충청북도 / 충청남도
  - 전라북도 / 전라남도
  - 경상북도 / 경상남도
- **1개의 특별자치도**
  - 제주특별자치도

금

매일의 언어 문제

1. 비누   2. 빨래집게   3. 분무기   4. 시계, 수건   5. 손전등   6. 액자   7. 쓰레기통   8. 양초

상기하기

1. 변기, 분무기, 비누, 비데, 빗자루, 빨래집게, 빨래판, 샤워기, 샴푸, 세면기, 손전등, 수건, 수세미, 슬리퍼, 시계, 쓰레기통, 쓰레받기, 액자, 양말, 양초

2.
시	가	남	수	라	빗	자	루
계	쓰	수	세	미	조	슬	리
양	레	건	모	샹	양	말	손
차	통	반	저	시	초	기	전
쓰	레	받	기	액	계	비	누
레	바	누	분	조	손	세	등
기	슬	액	자	무	전	빨	전
통	리	빨	퍼	기	등	비	도

주말

그림자 찾기

1. C
2. D

4
뇌미인 트레이닝 베이직
넷째 주

일기쓰기

자유롭게 빈칸을 채워서 일기를 완성해 보세요.

- 오늘은 _____ 년 _____ 월 _____ 일 _____ 요일이다.
- 지난주에 가장 인상 깊었던 일은 _____ 이었다.
- 어제 저녁식사로 _____ 을/를 먹었으며, _____ 이/가 가장 맛있었다.
- 오늘 _____ 시에 _____ 에서 _____ 을/를 했다.
- 이번 주에 챙겨야 할 약속은 _____ 이/가 있다.

생활용품 생활에 자주 사용하는 물건입니다. 따라 써보세요.

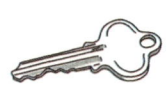	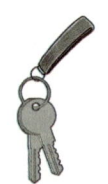	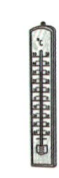	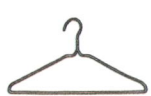
열쇠	열쇠고리	온도계	옷걸이

매일의 계산 문제

①   3
   + 4
—————

②   5
   + 7
—————

③   86
   + 8
—————

④   51
   + 46
—————

⑤   70
   + 68
—————

⑥   63
   + 78
—————

⑦   256
   + 163
—————

⑧   195
   + 727
—————

머릿속 한글 세상

주의집중력

전두엽을 활성화시키는 주의집중력 훈련입니다

예시처럼 글자 안에 가로 선과 세로 선이 몇 개 있는지 찾아보세요.

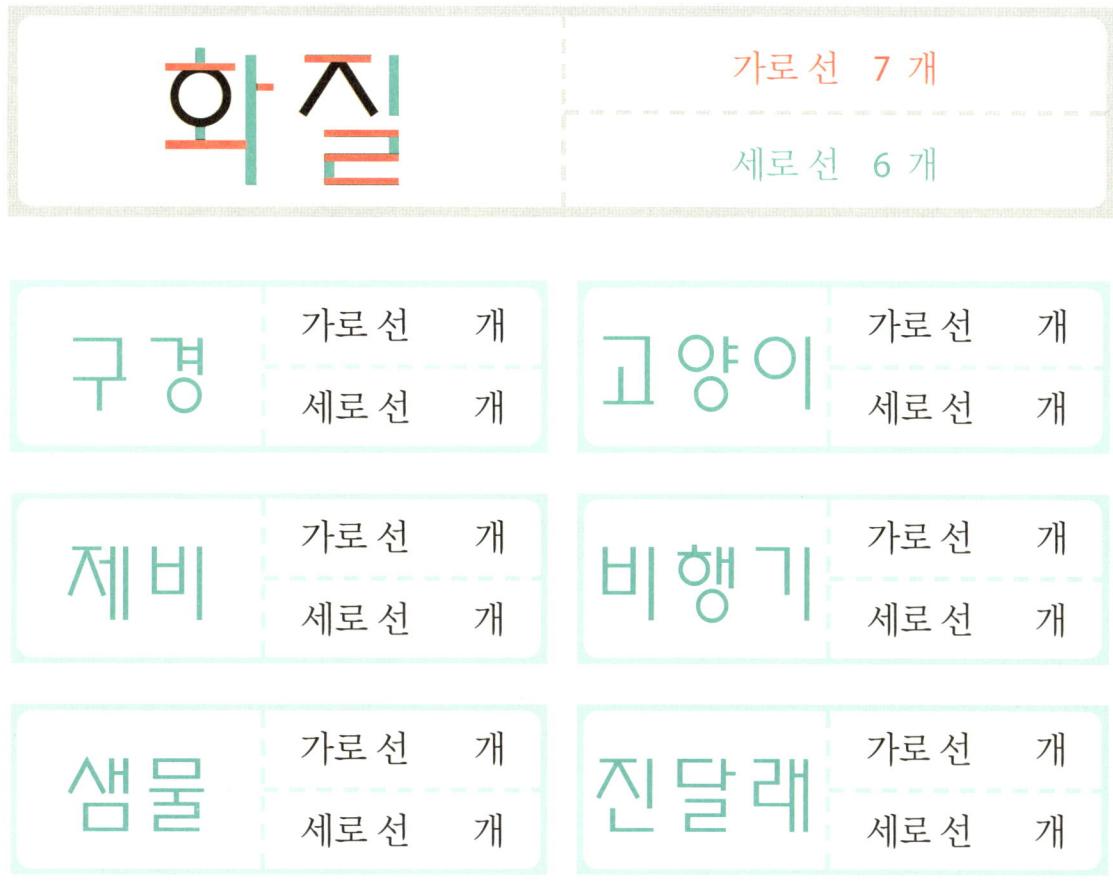

매일의 언어 문제

'나' 로 시작하는 두 글자 단어를 5개 이상 적어보세요.

나라

'낙' 으로 시작하는 두 글자 단어를 5개 이상 적어보세요.

낙관

'난' 으로 시작하는 두 글자 단어를 5개 이상 적어보세요.

난감

'남' 으로 시작하는 두 글자 단어를 5개 이상 적어보세요.

남북

화

월   일

한국 상식

역대 대통령 이름을 적어보세요.

순서	이름	순서	이름
1~3 대 (1948~1960)	ㅇ ㅅ ㅁ	14 대 (1993~1998)	ㄱ 영 ㅅ
4 대 (1960~1962)	ㅇ ㅂ 선	15 대 (1998~2003)	ㄱ ㄷ 중
5~9 대 (1963~1979)	ㅂ ㅈ ㅎ	16 대 (2003~2008)	ㄴ ㅁ ㅎ
10 대 (1979~1980)	ㅊ 규 ㅎ	17 대 (2008~2013)	ㅇ ㅁ ㅂ
11~12 대 (1980~1988)	ㅈ ㄷ ㅎ	18 대 (2013~2017)	ㅂ ㄱ ㅎ
13 대 (1988~1993)	ㄴ ㅌ ㅇ	19 대 (2017~2022)	ㅁ ㅈ ㅇ

생활용품 생활에 자주 사용하는 물건입니다. 따라 써보세요.

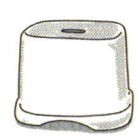 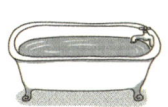 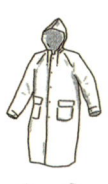 

| 욕실의자 | 욕조 | 우비 | 우산 |

매일의 계산 문제

① 8 − 2

② 47 − 5

③ 30 − 3

④ 74 − 22

⑤ 48 − 29

⑥ 152 − 76

⑦ 492 − 235

⑧ 836 − 537

단어 찾고 계산하기

계산력

왼쪽 두정엽을 활성화시키는 계산력 훈련입니다

표에 있는 글자들을 조합하여 꽃 이름을 만들고,
꽃 이름 글자에 해당하는 숫자를 모두 덧셈해보세요. (글자를 중복해서 사용해도 됩니다)

선	진	봉	래	화	달	궁	무	국
13	25	17	31	26	19	21	43	37

꽃 이름	글자의 해당 숫자들 덧셈
예) 국 화	37 + 26 = 63

매일의 언어 문제

두 글자씩 짝을 지어 단어를 만들어보세요. (글자 중복 사용가능)

강사   도구

강 사 도
  당   구
 산 용   조
   행 복 우
   타   매

수

일기 쓰기

자유롭게 빈칸을 채워서 일기를 완성해 보세요.

- 오늘은 _____월 _____일 _____요일이며, 날씨는 _____다.
- 어제 _____을/를 타고 _____에 갔다.
- 오늘 점심 식사로 _____와/과 함께 _____을/를 먹었다.
- 오늘 가장 신났던 일은 _____이다.
- 내일은 _____와/과 함께 _____을/를 먹고 싶다.

생활용품 생활에 자주 사용하는 물건입니다. 따라 써보세요.

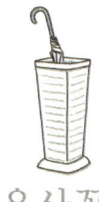 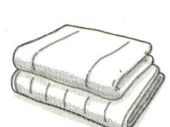 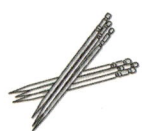 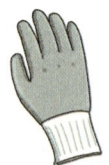

| 우산꽂이 | 이불 | 이쑤시개 | 장갑 |

매일의 계산 문제

① 3 × 7

② 12 × 3

③ 47 × 6

④ 32 × 5

⑤ 11 × 28

⑥ 83 × 47

⑦ 565 × 4

⑧ 121 × 33

칠교놀이 1

시공간 능력

오른쪽 두정엽을 활성화시키는 시공간능력 훈련입니다

부록에 있는 7개의 조각을 이리저리 움직여 아래 모양과 똑같이 만들어 보겠습니다.
아래 모양에 맞춰진 퍼즐 조각처럼 퍼즐을 맞춰보세요.
(부록은 책의 마지막 페이지에 있고, 다 맞춰본 후 풀로 붙여보아도 좋습니다)

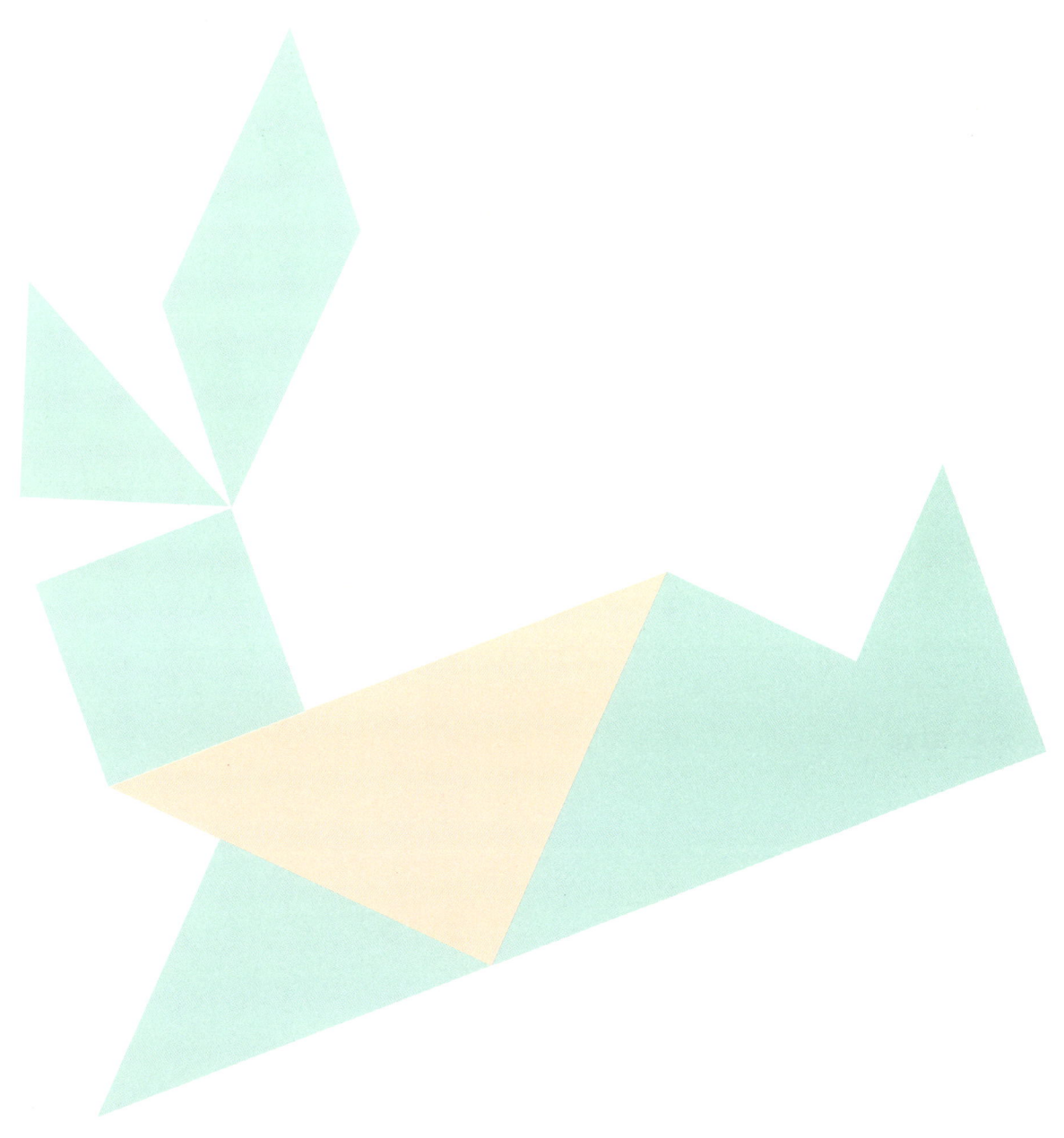

목

시계 문제

왼쪽 시계가 몇 시 인지 아래 빈칸에 시간을 적어보세요. 그리고 왼쪽 시계에서 **1시간 30분**이 흘렀을 때의 시간을 오른쪽 시계에 그려보고 아래 빈칸에도 시간을 적어보세요.

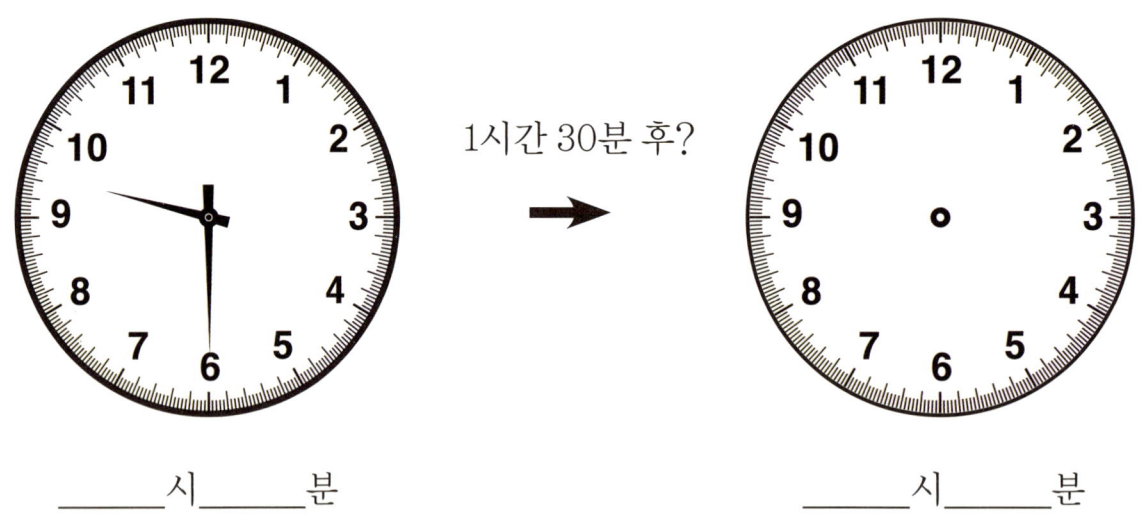

_____시_____분   _____시_____분

생활용품 생활에 자주 사용하는 물건입니다. 따라 써보세요.

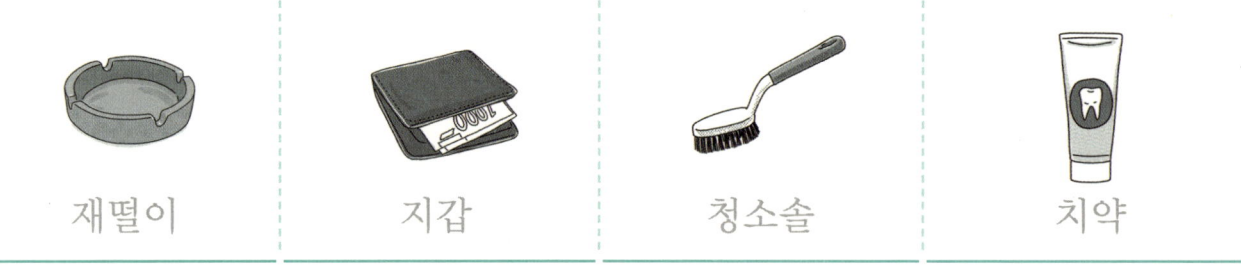

매일의 계산 문제

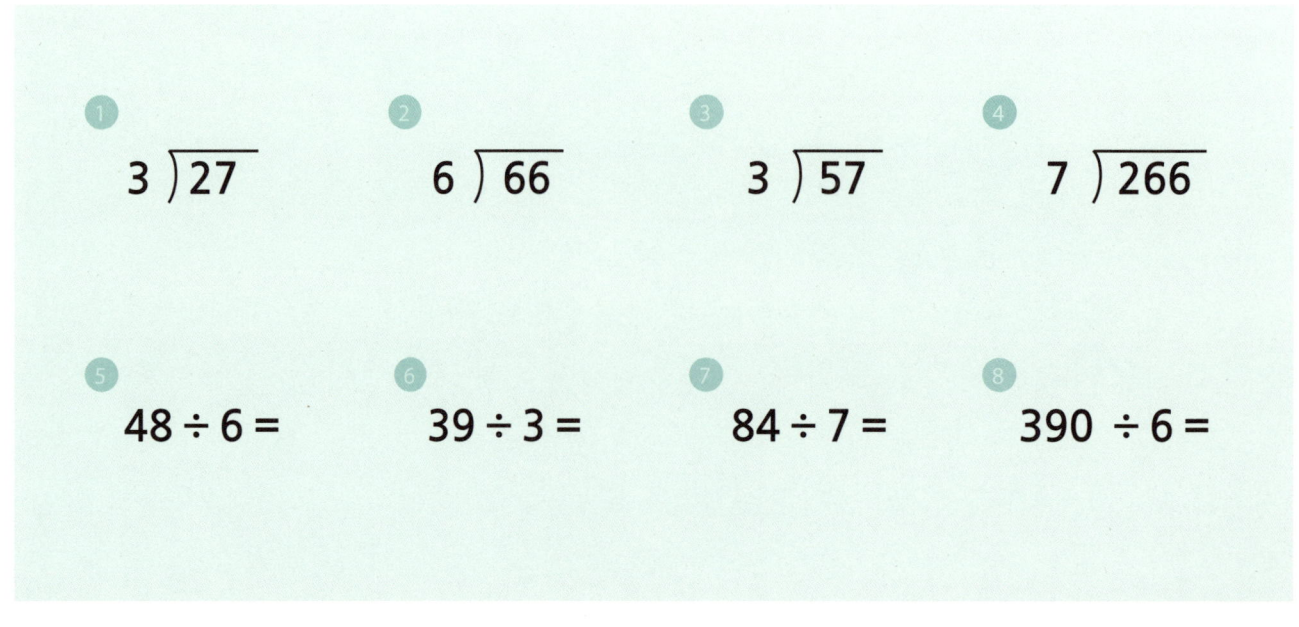

무게 비교

전두엽 기능

전두엽을 활성화시키는 집행기능 훈련입니다

아래 표에는 도형들의 무게가 제시되어 있습니다. 저울을 보고 어느 쪽이 더 무겁고 가벼운지 생각해보고, 물음표에 들어갈 알맞은 도형들을 보기에서 고르세요.

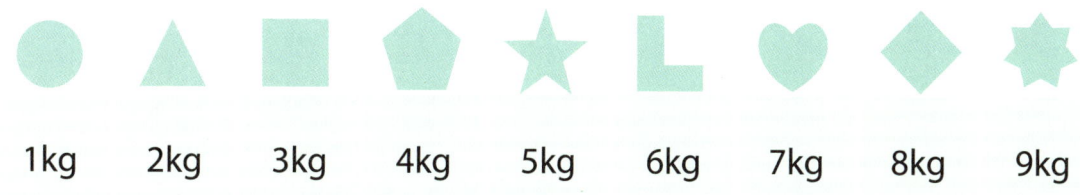

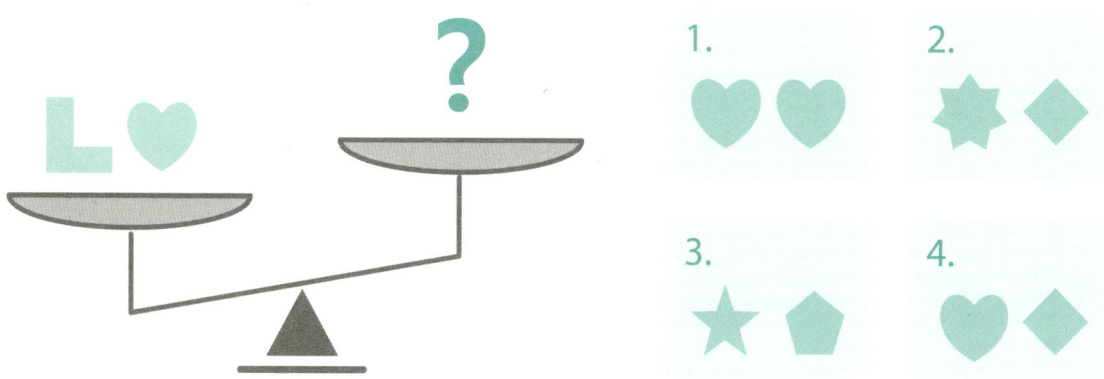

매일의 언어 문제

알맞은 맞춤법을 찾아 동그라미 치세요.

[예시] 호텔에 (묶다 / (묵다)).

1. 라면이 (불다 / 붇다).
2. 신호 위반으로 (벌칙금 / 범칙금)을 내다.
3. (웃어른 / 윗어른)에게 인사를 드리다.
4. 오늘 (몇일 / 며칠)이에요?
5. 들판에 (아지랑이 / 아지랭이)가 피어오르다.

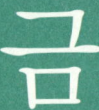

일기 쓰기

지난 일주일 동안 느꼈던 감정들을 아래에 제시된 단어를 이용하여 문장으로 써보세요.

걱정하다. 귀찮다. 당황스럽다. 감사하다. 기쁘다. 놀라다. 만족스럽다. 반갑다. 부럽다. 벅차다.
서운하다. 슬프다. 뿌듯하다. 사랑스럽다. 상쾌하다. 신나다. 안타깝다. 자랑스럽다. 재미있다. 즐겁다.
지루하다. 화나다. 짜증스럽다. 행복하다. 흐뭇하다. 홀가분하다. 후회스럽다. 감동하다. 좋다.

예) 주말에 손주들이 놀러와서 기분이 좋았고 손주들이 매우 사랑스러웠다.

....

....

....

....

생활용품 생활에 자주 사용하는 물건입니다. 따라 써보세요.

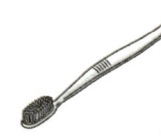	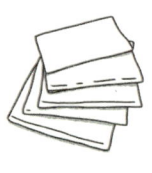	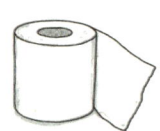	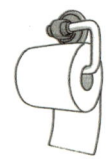
칫솔	행주	화장지(휴지)	휴지걸이

매일의 계산 문제

① 19 - 13 + 38 =

② 31 × 17 - 59 =

③ 50 ÷ 2 - 21 =

④ 28 ÷ 2 × 4 =

⑤ 41 - 31 + 53 - 37 =

⑥ 35 × 19 - 87 + 48 =

⑦ 72 ÷ 3 + 74 - 37 =

⑧ 18 × 34 ÷ 2 - 39 =

이야기 기억

기억력

측두엽을 활성화시키는 기억력 훈련입니다

아래 이야기를 읽어보고 다른 색깔로 표시된 단어와 숫자를 기억해보세요.
뒷장을 넘겨서 기억한 단어와 숫자들을 적어보겠습니다.

고등학교 동창 친구들과 함께 2020년 10월에 2박 3일간 경주로 여행을 갔다. 수학여행으로 경주에 갔던 추억을 되새기며, 친구들과 즐거운 시간을 보냈다. 반장이었던 친구가 미리 여행 일정을 세워서 편하게 여행을 보낼 수 있었다.

우리는 금요일 아침 7시에 서울고속버스터미널 경부선에 도착하여 고속버스를 타고 대략 3시간 30분만에 경주에 도착하였다. 여행의 첫 목적지는 황남동의 대릉원이었다. 대릉원은 경주의 거대한 고분들이 자리잡고 있는 넓은 평지로 23기의 능이 솟아 있다. 운이 좋게도 날씨가 맑아서 푸른 하늘 아래 대릉원의 경치가 매우 멋졌다. 대릉원지구 안에 있는 천마총도 봤으며, 고분의 구조를 속속들이 들여다 볼 수 있었다. 이 고분은 자작나무로 만든 말다래(말이 달릴 때 튀는 흙을 막는 마구)에 하늘로 날아오르는 천마가 그려져 있어 천마총이라고 이름이 붙여졌다고 한다.

한참 둘러본 후, 인근에 카페와 식당이 밀집해있는 황리단길에 갔다. 옛모습을 그대로 간직한 전통 외관과 최신 유행의 인테리어가 조화를 이루고 있는 점이 신기하였다. 점심식사로 한정식을 먹은 후, 한옥카페에서 커피와 차를 마셨다. 다음 장소로 이동하는 길에 경주에서 유명한 보리빵과 황남빵을 사갔다.

오후 5시쯤 국보 제31호인 첨성대를 보러 갔으며, 주변에는 분홍빛의 핑크 뮬리가 싱그럽게 피어있었다. 석양으로 꽃이 더욱 붉게 물드는 모습이 신비로웠다. 어둑해지자, 알록달록한 조명 빛에 따라 달라지는 여러 분위기의 첨성대 모습 또한 인상적이었다.

이야기 기억

앞서 기억한 이야기를 떠올리면서 빈칸에 알맞은 단어와 숫자들을 적어보세요.

ㄱㄷㅎㄱ 동창 친구들과 함께 _____년 __월에 __박 __일간 ㄱㅈ로 여행을 갔다. 수학여행으로 ㄱㅈ에 갔던 추억을 되새기며, 친구들과 즐거운 시간을 보냈다. ㅂㅈ이었던 친구가 미리 여행 일정을 세워서 편하게 여행을 보낼 수 있었다.

우리는 금요일 아침 7시에 ㅅㅇㄱㅅㅂㅅ터미널 경부선에 도착하여 ㄱㅅㅂㅅ를 타고 대략 __시간 __분만에 ㄱㅈ에 도착하였다. 여행의 첫 목적지는 황남동의 ㄷㄹㅇ이었다. ㄷㄹㅇ은 경주의 거대한 고분들이 자리잡고 있는 넓은 평지로 ___기의 능이 솟아 있다. 운이 좋게도 날씨가 맑아서 푸른 하늘 아래 대릉원의 경치가 매우 멋졌다. 대릉원지구 안에 있는 ㅊㅁㅊ도 봤으며, 고분의 구조를 속속들이 들여다 볼 수 있었다. 이 고분은 자작나무로 만든 말다래(말이 달릴 때 튀는 흙을 막는 마구)에 하늘로 날아오르는 ㅊㅁ가 그려져 있어 ㅊㅁㅊ이라고 이름이 붙여졌다고 한다.

한참 둘러본 후, 인근에 카페와 식당이 밀집해있는 ㅎㄹㄷㄱ에 갔다. 옛모습을 그대로 간직한 전통 외관과 최신 유행의 인테리어가 조화를 이루고 있는 점이 신기하였다. 점심식사로 ㅎㅈㅅ을 먹은 후, ㅎㅇ카페에서 커피와 차를 마셨다. 다음 장소로 이동하는 길에 경주에서 유명한 ㅂㄹㅃ과 ㅎㄴㅃ을 사갔다.

오후 5시쯤 국보 제 __호인 ㅊㅅㄷ를 보러 갔으며, 주변에는 분홍빛의 ㅍㅋㅁㄹ가 싱그럽게 피어있었다. 석양으로 꽃이 더욱 붉게 물드는 모습이 신비로웠다. 어둑해지자, 알록달록한 조명 빛에 따라 달라지는 여러 분위기의 ㅊㅅㄷ 모습 또한 인상적이었다.

상기하기

4주차 단어

1) 이번 주는 생활용품 대해 알아봤습니다. 다시 상기 해봅시다.
아래 글자판에서 이번 주에 배운 생활용품 이름을 모두 찾아 동그라미 치세요.

치	살	돈	온	열	쇠	구	휴
우	장	걸	떡	쇠	우	신	지
지	갑	이	산	고	송	온	욕
욕	이	재	조	리	비	도	의
이	쑤	시	개	치	자	계	행
불	장	주	화	장	칫	옷	걸
재	옷	걸	이	발	솔	이	주
열	우	갑	휴	쇠	치	약	불

매일의 언어 문제

아래 제시된 초성을 보고 생활용품 이름을 맞혀보세요.

예: ㅇ 산 ➜ **우산**

1 ㅇ 걸 ㅇ
2 ㅎ 주
3 ㅇ 쓰 시 ㄱ
4 ㅈ 갑

5 ㅊ ㅅ
6 ㅇ ㄷ 계
7 화 ㅈ ㅈ
8 ㅈ 떡 ㅇ

즐거운 주말이 왔습니다

출발점에서 도착점까지 미로를 통과해보세요.

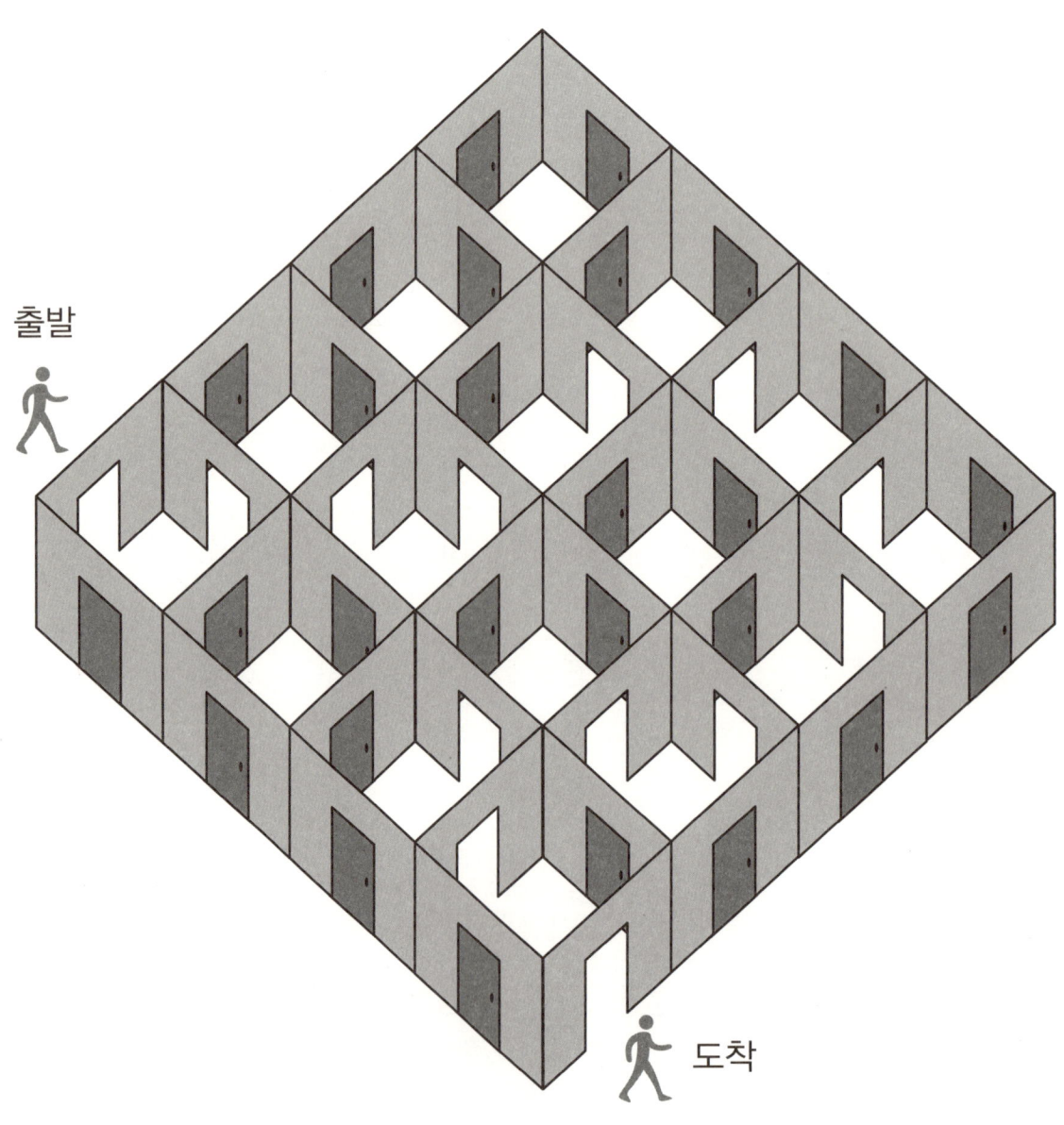

4주 정답

월

매일의 계산 문제

① 7　② 12　③ 94　④ 97
⑤ 138　⑥ 141　⑦ 419　⑧ 922

머릿속 한글 세상

구경	가로선 5개 / 세로선 4개	고양이	가로선 4개 / 세로선 4개
제비	가로선 4개 / 세로선 5개	비행기	가로선 5개 / 세로선 8개
샘물	가로선 9개 / 세로선 9개	진달래	가로선 12개 / 세로선 10개

매일의 언어 문제

[나] 나노, 나날, 나락, 나루, 나름, 나리, 나무, 나물, 나발, 나방, 나병, 나비, 나사, 나선, 나안, 나약, 나열, 나전, 나절, 나중, 나찰, 나체, 나침, 나팔, 나흘 … 등이 있습니다.

[낙] 낙경, 낙농, 낙도, 낙명, 낙방, 낙상, 낙서, 낙석, 낙선, 낙세, 낙심, 낙엽, 낙원, 낙인, 낙장, 낙제, 낙지, 낙찰, 낙타, 낙태, 낙토, 낙폭, 낙하, 낙화, 낙후 … 등이 있습니다.

[난] 난간, 난국, 난동, 난류, 난민, 난발, 난방, 난봉, 난산, 난색, 난소, 난숙, 난시, 난입, 난자, 난잡, 난적, 난조, 난처, 난초, 난치, 난파, 난할, 난해, 난형 … 등이 있습니다.

[남] 남경, 남국, 남극, 남근, 남녀, 남다, 남도, 남명, 남문, 남미, 남방, 남산, 남색, 남성, 남자, 남작, 남장, 남지, 남짓, 남청, 남침, 남탕, 남편, 남한, 남해 … 등이 있습니다.

화

한국 상식

1~3대 : 이승만	14대 : 김영삼
4대 : 윤보선	15대 : 김대중
5~9대 : 박정희	16대 : 노무현
10대 : 최규하	17대 : 이명박
11~12대 : 전두환	18대 : 박근혜
13대 : 노태우	19대 : 문재인

단어 찾고 계산하기

진달래 : 25 + 19 + 31 = 75
무궁화 : 43 + 21 + 26 = 90
봉선화 : 17 + 13 + 26 = 56

매일의 계산 문제

① 6　② 42　③ 27　④ 52
⑤ 19　⑥ 76　⑦ 257　⑧ 299

매일의 언어 문제

강산, 강도, 강우, 강조, 강타, 강매, 강용, 강행, 강당, 구강, 구산, 구도, 구조, 구타, 구매, 구사, 구용, 구복, 산조, 산도, 산매, 산사, 산행, 산복, 산타, 도강, 도산, 도우, 도조, 도매, 도사, 도용, 도행, 도복, 우산, 우도, 우조, 우매, 우용, 우사, 우행, 조강, 조산, 조우, 조사, 조타, 조용, 조복, 조당, 타산, 타도, 타조, 타당, 타사, 타행, 타구, 매도, 매우, 매사, 매복, 사산, 사도, 사우, 사조, 사매, 사용, 사당, 사행, 사복, 사구, 용산, 용도, 용조, 용사, 용매, 복강, 복도, 복사, 복용, 복구, 복행, 행산, 행도, 행사, 행복, 행당, 당산, 당도, 당사, 당구, 당우 … 등이 있습니다.

4주 정답

수

매일의 계산 문제

1. 21 2. 36 3. 282 4. 160

5. 308 6. 3901 7. 2260 8. 3993

칠교놀이 1

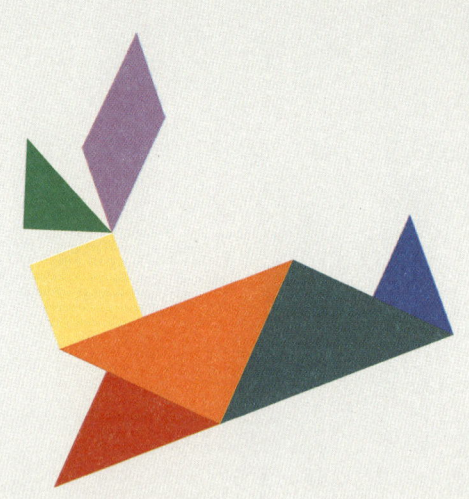

목

시계 문제

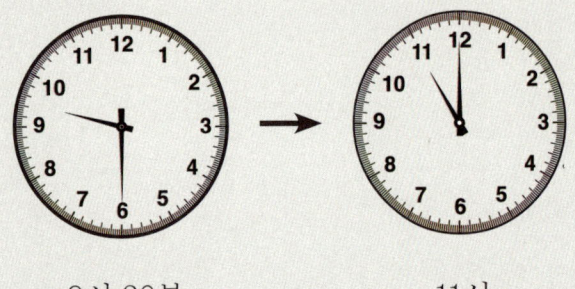

9시 30분 → 11시

매일의 계산 문제

1. 9 2. 11 3. 19 4. 38

5. 8 6. 13 7. 12 8. 65

무게 비교

3.

매일의 언어 문제

1. 라면이 (불다 / **붇다**).
2. 신호 위반으로 (벌칙금 / **범칙금**)을 내다.
3. (**웃어른** / 윗어른)에게 인사를 드리다.
4. 오늘 (몇일 / **며칠**)이에요?
5. 들판에 (**아지랑이** / 아지랭이)가 피어오르다.

매일의 계산 문제

① 44　② 468　③ 4　④ 56

⑤ 26　⑥ 626　⑦ 61　⑧ 267

이야기 기억

67페이지 참고

금

상기하기

1.

치	살	돈	온	열	쇠	구	휴
우	장	걸	떨	쇠	우	신	지
지	갑	이	산	고	송	온	욕
욕	이	재	조	리	비	도	의
이	쑤	시	개	치	자	계	행
불	장	주	화	장	칫	옷	걸
재	옷	걸	이	발	솔	이	주
열	우	갑	휴	쇠	치	약	불

매일의 언어 문제

1. 옷걸이 2. 행주 3. 이쑤시개 4. 지갑
5. 칫솔, 치실 6. 온도계 7. 화장지 8. 재떨이

미로 찾기

주말

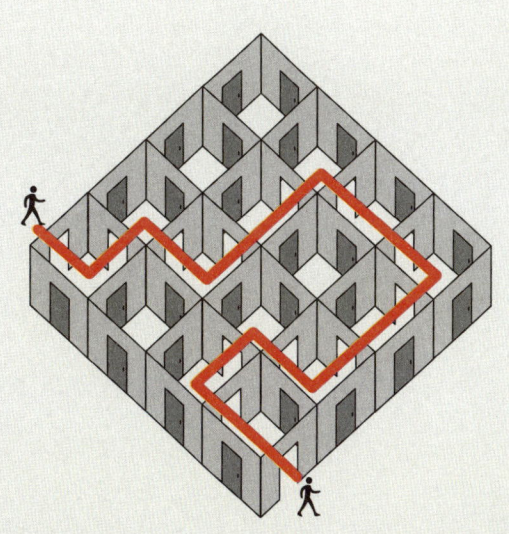

5
뇌미인 트레이닝 베이직

다섯째 주

월

월   일

일기 쓰기

자유롭게 빈칸을 채워서 일기를 완성해 보세요.

- 오늘은 _____년 _____월 _____일 _____요일이다.
- 지난주에 가장 신났던 일은 _____ 이었다.
- 어제 _____ 와/과 함께 저녁 식사로 _____ 을/를 먹었다.
- 오늘은 _____ 와/과 함께 점심 식사로 _____ 을/를 먹었다.
- 이번 달에 중요한 행사는 _____ 이다.

사무/문구용품 사무실, 공부할 때 사용하고 있는 물건입니다. 따라 써보세요.

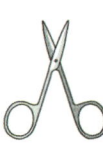 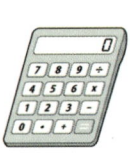 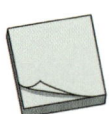 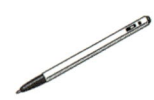

| 가위 | 계산기 | 메모지 | 볼펜 |

매일의 계산 문제

1) 7
   + 2

2) 3
   + 8

3) 74
   + 6

4) 42
   + 53

5) 13
   + 29

6) 78
   + 37

7) 548
   + 338

8) 236
   + 589

숫자 찾아 연결하기

주의집중력

전두엽을 활성화시키는 주의집중력 훈련입니다

아래 숫자들 중에서 숫자 '**13**'을 모두 찾아 색칠해보세요.
색칠한 것을 연결했을 때 어떤 숫자가 나오는지 맞혀보세요.

11	15	12	16	17	18	19	12	16	11
17	13	13	13	13	15	14	13	18	15
11	16	17	12	13	11	16	13	14	12
18	14	15	14	13	17	19	13	18	15
17	13	13	13	13	18	11	13	17	14
12	13	11	16	14	15	16	13	15	11
16	13	15	12	15	11	14	13	12	16
15	13	13	13	13	19	16	13	17	12
11	18	12	16	18	15	12	15	14	11
14	19	11	15	16	11	17	12	15	12

매일의 언어 문제

'다' 로 시작하는 두 글자 단어를 5개 이상 적어보세요.

다음
....
'단' 으로 시작하는 두 글자 단어를 5개 이상 적어보세요.

단감
....
'달' 로 시작하는 두 글자 단어를 5개 이상 적어보세요.

달래
....
'당' 으로 시작하는 두 글자 단어를 5개 이상 적어보세요.

당신

화

월 일

인적 사항

자녀들의 인적 사항을 적어보세요.

항목	예시	첫째	둘째	셋째	넷째	다섯째
이름	홍길동					
나이/띠	45세/소띠					
생년월일	1973.10.03					
직업	회사원					
휴대폰 번호	010 1234 5678					

사무/문구용품

사무실, 공부할 때 사용하고 있는 물건입니다. 따라 써보세요.

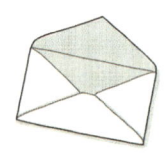
봉투

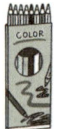
색연필

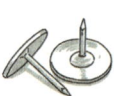
압정

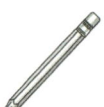
연필

매일의 계산 문제

① 6 − 4

② 96 − 2

③ 83 − 6

④ 36 − 26

⑤ 92 − 78

⑥ 376 − 27

⑦ 827 − 452

⑧ 335 − 147

숫자 계산

계산력

왼쪽 두정엽을 활성화시키는 계산력 훈련입니다

〈예시〉처럼 빈 네모 상자 안에 들어갈 알맞은 숫자를 넣어서 아래 계산식을 완성해보세요.

〈예시〉 13 + ? + 19 = 49
49 - 13 - 19 = 17

1) ☐ + 21 + 23 = 58

2) 35 + ☐ + 19 = 72

3) 24 + 38 + ☐ = 93

매일의 언어 문제

두 글자씩 짝을 지어 단어를 만들어보세요. (글자 중복 사용가능)

부 인 서
  모 정
 하 식 장
  대 임
 상   자 금

부모   정장
_____ _____ _____
_____ _____ _____
_____ _____ _____
_____ _____ _____

수

월   일

일기 쓰기

자유롭게 빈칸을 채워서 일기를 완성해 보세요.

- 오늘은 _____월 _____일 _____요일이며, 날씨는 _____다.
- 어제 _____시에 _____와/과 함께 _____을/를 했다.
- 오늘 점심에 _____에 가서 _____을/를 했다.
- 오늘 가장 재미있었던 일은 _____이다.
- 내일은 _____을/를 사고, _____을/를 먹을 것이다.

사무/문구용품 사무실, 공부할 때 사용하고 있는 물건입니다. 따라 써보세요.

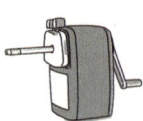	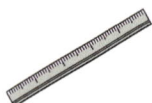	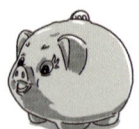	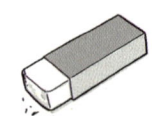
연필깎이	자	저금통	지우개

매일의 계산 문제

① 9 × 8

② 44 × 2

③ 84 × 2

④ 72 × 7

⑤ 32 × 13

⑥ 89 × 84

⑦ 785 × 4

⑧ 193 × 46

글자 회전

시공간 능력

오른쪽 두정엽을 활성화시키는 시공간 능력 훈련입니다

〈예시〉와 같이 글자를 180도로 회전하여 적어보세요.
앞에 사람이 앉아 있다 생각하고, 앞 사람이 봤을 때 올바른 방향의 글자가 되도록
생각하면서 적어보세요. 옅은 선은 따라 써보고 나머지 글자는 직접 써보세요.

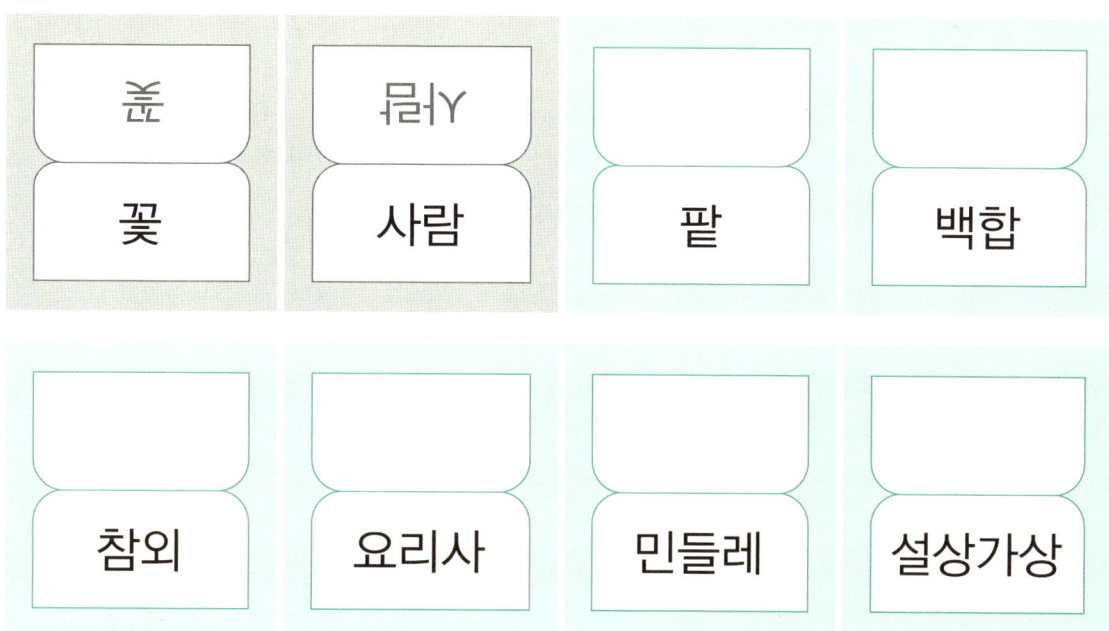

매일의 언어 문제

문맥을 파악하여 아래 빈 칸에 들어갈 속담을 맞혀보세요.

1 (ㅂ는 ㅇ을ㅅ록 ㄱㄱ를 ㅅㅇ다)고 시험에서 1등을 했는데 매우 겸손하더라.

2 (ㄲㅁ귀 ㄴ자 ㅂ 떠어ㅈㄷ)고 내가 자전거를 타자마자 고장이 났다.

3 전시회를 보러 갔는데 (ㄱㄴ 날이 ㅈㄴ)이라더니 미술관이 휴관이었다.

4 (ㅂ늘 ㄱㄴ데 ㅅ 가는)것 처럼 그 둘은 항상 같이 다닌다.

5 (ㅂ보다 ㅂㄲ이 ㄷㅋㄷ)더니 헬스장 사용료보다 운동복 대여비가 더 비싸더군.

목

시계 문제 아래 시계가 몇 시 몇 분을 가리키고 있는지 시간을 적어보세요.

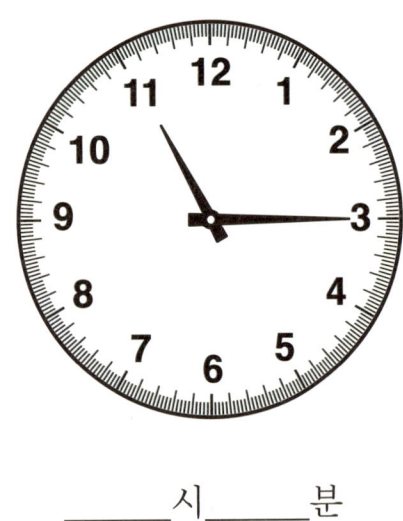
_____시_____분

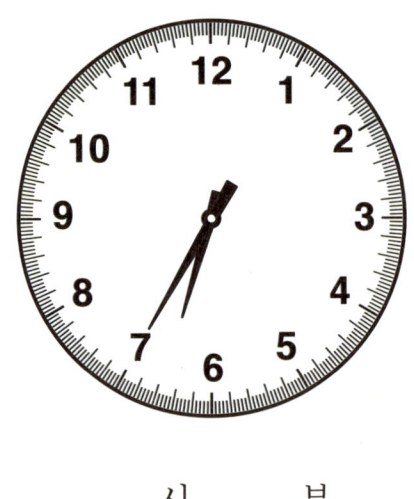
_____시_____분

사무/문구용품 사무실, 공부할 때 사용하고 있는 물건입니다. 따라 써보세요.

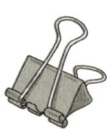
집게

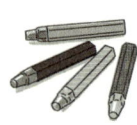
크레파스

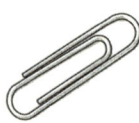
클립

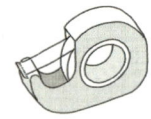
테이프

매일의 계산 문제

1) 6) 54

2) 7) 77

3) 5) 65

4) 4) 208

5) 42 ÷ 7 =

6) 63 ÷ 3 =

7) 38 ÷ 2 =

8) 370 ÷ 5 =

스도쿠

전두엽 기능

전두엽을 활성화시키는 집행기능 훈련입니다

아래 〈예시〉처럼 [가로 줄], [세로 줄], 굵은 테두리로 둘러 싸인 [작은 4칸의 네모] 안에 1~4의 숫자를 중복되지 않게 한 번씩 채워 넣으세요.

〈예시〉

1	2	4	3
4	3	1	2
2	4	3	1
3	1	2	4

1			3
	2		
	1		2
			4

		3	
4			3
	1		2
	4		

매일의 언어 문제

알맞은 맞춤법을 찾아 동그라미 치세요.

[예시] 호텔에 (묶다 /(묵다)).

1. (치솔 / 칫솔)로 이를 깨끗이 닦다.
2. TV에서 (남량 / 납량) 특집으로 공포 영화를 방영했다.
3. 얼굴이 (핼쓱하다 / 핼쑥하다).
4. 카드 대금을 (결제 / 결재)하다.
5. 나들이하기에 (알맞은 / 알맡은) 날씨다.

금

월   일

일기 쓰기

자유롭게 빈칸을 채워서 일기를 완성해 보세요.

- 오늘은 _____월 _____일 _____요일이며, 계절은 _____이다.
- 이번 한 주 동안 _____, _____, _____을/를 만났다.
- 이번 주에 가장 재미있었던 일은 _____이었다.
- 이번 주말에는 _____에서 _____와/과 함께 _____을/를 할 것이다.
- 다음 주에 중요한 행사는 _____이/가 있다.

사무/문구용품 사무실, 공부할 때 사용하고 있는 물건입니다. 따라 써보세요.

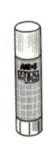 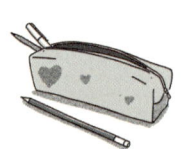 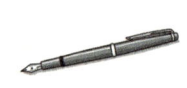 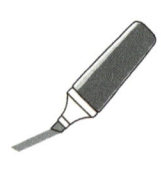

| 풀 | 필통 | 만년필 | 형광펜 |

매일의 계산 문제

1. 81 - 35 + 76 =
2. 23 x 14 + 38 =
3. 96 ÷ 6 + 84 =
4. 14 x 6 ÷ 4 =
5. 33 + 29 - 17 + 52 =
6. 17 x 16 + 23 - 38 =
7. 84 ÷ 4 + 36 - 49 =
8. 63 ÷ 7 x 46 + 28 =

글자와 위치 기억하기

기억력

측두엽을 활성화시키는 기억력 훈련입니다

가로, 세로 문제 뜻풀이에서 설명하고 있는 알맞은 채소 이름을 아래 표 빈칸에 넣어보세요. 빈칸을 모두 채운 후, 각 채소 이름과 위치를 기억해 보세요. 뒷장을 넘겨서 기억한 채소 이름들을 적어보겠습니다.

	¹미				
			²양		
		³			
	⁴		근		⁵
				⁶	추

가로 문제 뜻풀이

2 동그란 공 모양의 채소로, 특히 위 건강에 좋아 즙으로도 많이 먹음.
4 연꽃의 뿌리로 잘랐을 때 속이 희고 구멍이 송송 나있음. 아삭아삭한 촉감이 특징
6 김치의 주 재료인 채소

세로 문제 뜻풀이

1 향긋한 내음이 나는 대표적 봄철 나물
2 알싸한 맛이 나며 익히면 단 맛이 남. 썰거나 다질 때 눈물이 잘 남.
3 원뿔 모양의 주황색 뿌리 채소, 비타민A가 풍부하여 눈에 좋은 채소로 알려져 있음.
5 긴 원뿔 모양으로 매운 맛이 남. 초록색이나 익을수록 빨갛게 됨.

글자와 위치 기억하기

월   일

기억해볼까요? 앞서 기억한 채소 이름들을 아래 표의 알맞은 위치에 넣어보세요.

	1 미				
			2 양		
		3			
	4		근		5
				6	추

매일의 언어 문제

아래 제시된 초성을 보고 사무/문구용품 이름을 맞혀보세요.

예: 가 ㅇ → 가위

1 ㄱ 산 기
2 ㅅ ㅇ 필
3 ㅈ 우 ㄱ
4 만 ㄴ ㅍ
5 볼 ㅍ
6 ㅇ 필 ㄲ ㅇ
7 ㅍ 통
8 ㅋ 레 ㅍ ㅅ

상기하기

5주차 단어

1) 이번 주는 사무/문구용품에 대해 알아봤습니다. 다시 상기 해봅시다.
   이번 주에 배운 사무/문구용품 이름을 생각나는대로 최대한 많이 적어보세요.

   가위

2) 아래 글자판에서 이번 주에 배운 사무/문구용품 이름을 모두 찾아 동그라미 치세요.

지	한	볼	포	크	레	파	스
형	광	펜	각	라	메	우	모
계	기	개	색	연	만	년	만
지	팔	통	클	필	위	삭	년
색	계	산	기	크	색	연	필
필	립	가	카	파	지	우	개
통	금	클	립	봉	필	이	통
저	투	불	정	저	금	통	압

즐거운 주말이 왔습니다

아름다운 名詩를 감상해보세요. 소리내어 읽어 보면 더 좋습니다.

생의 한가운데서

― 휠덜린 ―

누런 배 가지 휠 듯 달렸고
들장미는 흐드러지게 피어 있으며
기슭은 호수 향해 기울어져 있는데
아름다운 두 마리 백조
입맞춤에 취해 넋을 잃고
그 머리
해맑고 차가운 물 속에 담근다.
아아, 그러나 나는 이 겨울날
어디서 내 꽃을 꺾으랴.
어디서 햇빛을 참으며
어디서 땅 그림자 구하랴.
벽은 소리없이 싸늘하게
앞을 가로막고 있으며
바람 속 풍향계는 돌고 있다.

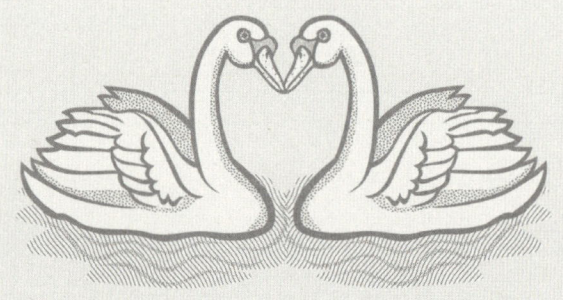

5주 정답

매일의 계산 문제

① 9　② 11　③ 80　④ 95

⑤ 42　⑥ 115　⑦ 886　⑧ 825

숫자 찾아 연결하기

월

11	15	12	16	17	18	19	12	16	11
17	13	13	13	13	15	14	13	18	15
11	16	17	12	13	11	16	13	14	12
18	14	15	14	13	17	19	13	18	15
17	13	13	13	13	18	11	13	17	14
12	13	11	16	14	15	16	13	15	11
16	13	15	12	15	11	14	13	12	16
15	13	13	13	13	19	16	13	17	12
11	18	12	16	18	15	12	15	14	11
14	19	11	15	16	11	17	12	15	12

매일의 언어 문제

[다] 다각, 다과, 다급, 다난, 다도, 다독, 다락, 다래, 다량, 다리, 다만, 다면, 다발, 다방, 다복, 다산, 다소, 다수, 다시, 다양, 다작, 다정, 다짐, 다행, 다홍 … 등이 있습니다.

[단] 단골, 단군, 단기, 단념, 단독, 단두, 단락, 단련, 단막, 단명, 단발, 단비, 단상, 단서, 단속, 단식, 단어, 단위, 단점, 단지, 단체, 단추, 단편, 단풍, 단호 … 등이 있습니다.

[달] 달개, 달걀, 달관, 달구, 달님, 달다, 달달, 달랑, 달러, 달력, 달마, 달밤, 달변, 달빛, 달성, 달쇠, 달야, 달월, 달음, 달의, 달인, 달칵, 달통, 달필, 달효 … 등이 있습니다.

[당] 당구, 당귀, 당근, 당내, 당뇨, 당대, 당두, 당락, 당류, 당면, 당목, 당번, 당분, 당사, 당선, 당수, 당시, 당연, 당위, 당일, 당장, 당직, 당파, 당혹, 당황 … 등이 있습니다.

화

매일의 계산 문제

① 2　② 94　③ 77　④ 10

⑤ 14　⑥ 349　⑦ 375　⑧ 188

숫자 계산

1. 14 + 21 + 23 = 58
2. 35 + 18 + 19 = 72
3. 24 + 38 + 31 = 93

매일의 언어 문제

부상, 부정, 부장, 부서, 부하, 부대, 부식, 부자, 부금, 부임, 모상, 모정, 모식, 모자, 모금, 모임, 인부, 인모, 인상, 인정, 인장, 인하, 인대, 인식, 인자, 인임, 상부, 상모, 상인, 상정, 상장, 상서, 상하, 상대, 상식, 상자, 상금, 상임, 정부, 정모, 정인, 정상, 정서, 정대, 정식, 정자, 정금, 정임, 장부, 장모, 장인, 장상, 장정, 장서, 장하, 장대, 장식, 장자, 장금, 장임, 서부, 서모, 서인, 서상, 서정, 서장, 서대, 서식, 서자, 서임, 하부, 하인, 하상, 하정, 하대, 하식, 하자, 대부, 대모, 대인, 대상, 대정, 대장, 대서, 대하, 대식, 대자, 대금, 대임, 식모, 식인, 식상, 식정, 식장, 식대, 식자, 식금, 자부, 자모, 자인, 자상, 자정, 자장, 자서, 자대, 자식, 자금, 자임, 금인, 금상, 금정, 금장, 금서, 금식, 금자, 임부, 임상, 임정, 임장, 임대, 임자, 임금 … 등이 있습니다.

5주 정답

매일의 계산 문제

① 72 ② 88 ③ 168 ④ 504

⑤ 416 ⑥ 7476 ⑦ 3140 ⑧ 8878

글자 회전 〔수〕

| 꽃 | 사람 | 팥 | 백합 |
| 참외 | 요리사 | 민들레 | 설상가상 |

매일의 언어 문제

1. 벼는 익을수록 고개를 숙인다
2. 까마귀 날자 배 떨어진다
3. 가는 날이 장날
4. 바늘 가는 데 실 가는
5. 배보다 배꼽이 더 크다

시계 문제

11시 15분 / 6시 35분

매일의 계산 문제

① 9 ② 11 ③ 13 ④ 52

⑤ 6 ⑥ 21 ⑦ 19 ⑧ 74

스도쿠 〔목〕

1	4	2	3
3	2	4	1
4	1	3	2
2	3	1	4

1	3	2	4
4	2	1	3
3	1	4	2
2	4	3	1

매일의 언어 문제

1. (치솔 / **칫솔**)로 이를 깨끗이 닦다.
2. TV에서 (남량 / **납량**) 특집으로 공포 영화를 방영했다.
3. 얼굴이 (핼쓱하다 / **핼쑥하다**).
4. 카드 대금을 (**결제** / 결재)하다.
5. 나들이하기에 (**알맞은** / 알맡은) 날씨다.

매일의 계산 문제   금

① 122 ② 360 ③ 100 ④ 21

⑤ 97 ⑥ 257 ⑦ 8 ⑧ 442

글자와 위치 기억하기

	1.미			
	나		2.양	배	추
	리		파		
		3.당			
	4.연	근			5.고
				6.배	추

매일의 언어 문제

1. 계산기   2. 색연필   3. 지우개   4. 만년필   5. 볼펜   6. 연필깎이   7. 필통   8. 크레파스

상기하기

1. 계산기, 메모지, 볼펜, 봉투, 색연필, 압정, 연필, 연필깎이, 자, 저금통
지우개, 집게, 크레파스, 클립, 테이프, 풀, 필통, 만년필, 형광펜

2.

지	한	볼	포	크	레	파	스
형	광	펜	각	라	메	우	모
계	기	개	색	연	만	년	만
지	팔	통	클	필	위	삭	년
색	계	산	기	크	색	연	필
필	립	가	카	파	지	우	개
통	금	클	립	봉	필	이	통
저	투	볼	정	저	금	통	압

6
뇌미인 트레이닝 베이직

여섯째 주

월

월   일

일기 쓰기

지난 일주일 동안 느꼈던 감정들을 아래에 제시된 단어를 이용하여 문장으로 써보세요.

걱정하다. 귀찮다. 당황스럽다. 감사하다. 기쁘다. 놀라다. 만족스럽다. 반갑다. 부럽다. 벅차다.
서운하다. 슬프다. 뿌듯하다. 사랑스럽다. 상쾌하다. 신나다. 안타깝다. 자랑스럽다. 재미있다. 즐겁다.
지루하다. 화나다. 짜증스럽다. 행복하다. 흐뭇하다. 홀가분하다. 후회스럽다. 감동하다. 좋다.

예) 나는 지난주 수요일에 친구와 함께 등산을 가서 기분이 매우 상쾌했다.

....
....
....
....

가구 가구입니다. 따라 써보세요.

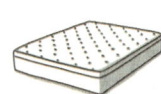 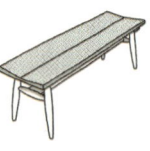 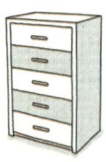 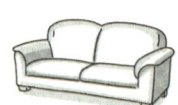

| 매트리스 | 벤치 | 서랍장 | 소파 |

매일의 계산 문제

① 4 + 2

② 7 + 6

③ 27 + 7

④ 85 + 14

⑤ 56 + 35

⑥ 85 + 27

⑦ 114 + 457

⑧ 387 + 123

같은 글자 찾기

주의집중력

전두엽을 활성화시키는 주의집중력 훈련입니다

아래의 〈글자판〉에서 글자 '**잣**'을 모두 찾아 색칠해 보세요.
찾은 글자 '**잣**'을 모두 연결했을 때 어떤 글자가 나오는지 맞혀보세요.

장	작	잠	잔	잘	작	잘	장	잔	잠
잔	잣	잘	장	잣	잠	잘	잣	작	잘
잠	잣	잣	잣	잣	잘	작	잣	잔	장
잘	잣	잔	작	잣	장	잔	잣	잣	잠
작	잣	잣	잣	잣	잔	잠	잣	잘	작
잠	장	작	잠	잔	잠	작	장	잔	잘
장	잠	잣	잔	잘	작	잣	잠	잘	장
작	장	잣	잣	잣	잣	잣	잔	잠	작
잘	잔	잣	잠	작	장	잣	잘	잔	장
잔	장	잣	잣	잣	잣	잣	작	잘	잠

매일의 언어 문제

'ㄹ'으로 시작하는 두 글자 단어를 10개 이상 적어보세요.

라켓

내가 살았던 곳

과거에 내가 살았던 곳의 주소를 적어보세요.

시기	살았던 곳
예시)	서울시 강남구 일원동
태어났을 때	
10대	
20대	
30~40대	
50~60대	
현재	

가구 가구입니다. 따라 써보세요.

식탁	신발장	싱크대	안마의자

매일의 계산 문제

①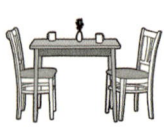
```
   8
-  4
```

②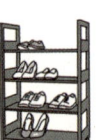
```
  17
-  2
```

③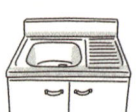
```
  22
-  8
```

④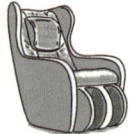
```
  45
- 31
```

⑤
```
  83
- 26
```

⑥
```
 296
-  59
```

⑦
```
 794
- 625
```

⑧
```
 504
- 187
```

무게 계산

계산력

왼쪽 두정엽을 활성화시키는 계산력 훈련입니다

아래 표에는 도형들의 무게가 제시되어 있습니다. 저울에 있는 도형들의 총 무게를 계산하여 적어보세요.

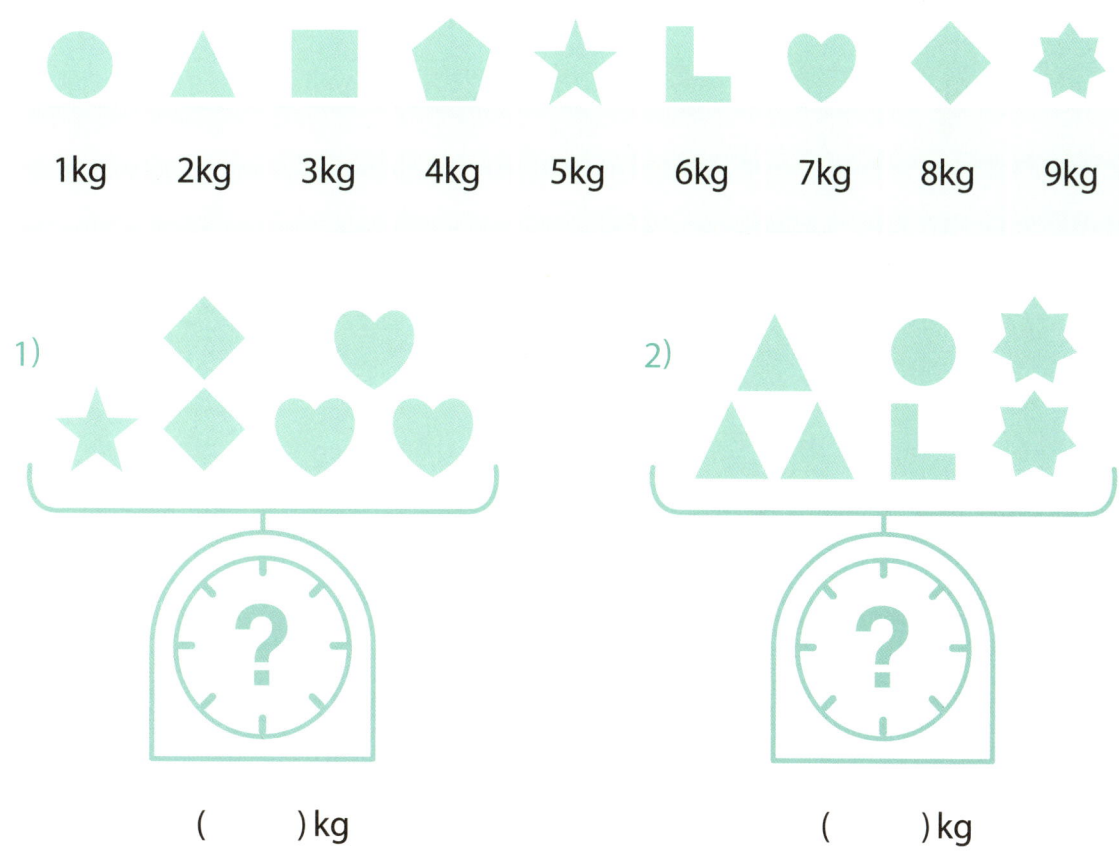

매일의 언어 문제

두 글자씩 짝을 지어 단어를 만들어보세요. (글자 중복 사용가능)

감동   일기

감 동 일
 명   기
 별 전
도 투 입
 방 수 화

수

월   일

일기 쓰기

자유롭게 빈칸을 채워서 일기를 완성해 보세요.

- 오늘은 _____월 _____일 _____요일이며, 아침 _____시에 기상했다.
- 어제 참 재미있었던 일은 _____이었다.
- 오늘 낮에 _____에 가서 _____을/를 했다.
- 오늘 본 TV 방송 중에서 _____이/가 제일 재미있었다.
- 내일 _____시에 _____약속이 있다.

가구 가구입니다. 따라 써보세요.

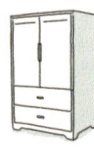
옷장

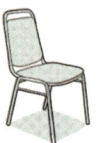
의자

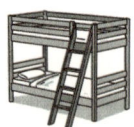
이층침대

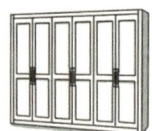
장롱

매일의 계산 문제

1. 4 × 9
2. 31 × 3
3. 38 × 7
4. 92 × 8
5. 34 × 22
6. 44 × 64
7. 473 × 9
8. 304 × 61

도형 회전

시공간 능력

오른쪽 두정엽을 활성화시키는 시공간 능력 훈련입니다

아래 〈예시〉 처럼 같은 모양의 도형들이 일정한 방향으로 회전되어 있습니다.
회전된 4개의 도형 중에 색깔 토막의 위치가 다른 도형 하나를 찾아보세요.

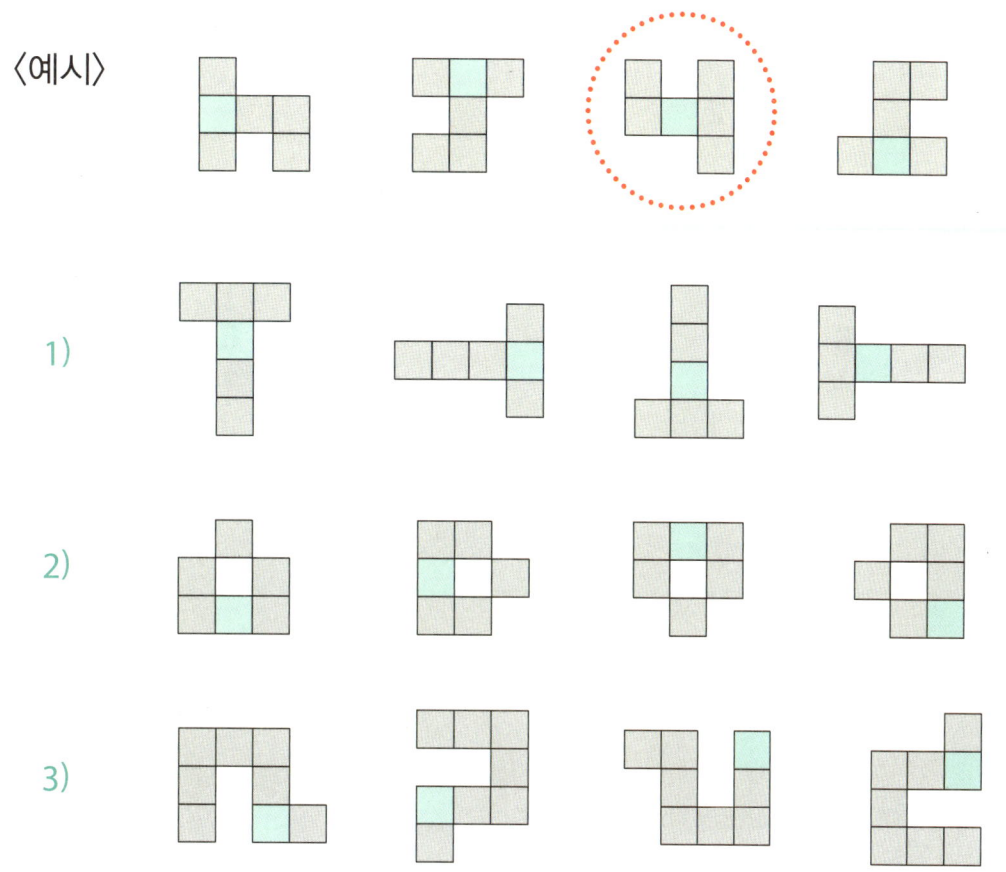

매일의 언어 문제

문맥을 파악하여 아래 빈 칸에 들어갈 속담을 맞혀보세요.

1 할머니는 뜨개질을 매우 잘하셔서 단 기간에 목도리를 뜨는 것은
   (**누ㅇㅅ ㄸ ㅁ기**)다.

2 책을 (**ㅅㅂ 겉 ㅎㄱ**)식으로 읽었더니, 내용이 잘 기억나지 않는다.

3 (**ㄴㅋ가 ㅅㅈ**)라서 남을 도와주기 어려운 상황이다.

4 그 일을 하기 싫었으나 (**ㅇㅁ ㄱㅈ 먹기**)로 일을 했다.

5 (**ㅆ 것이 ㅂㅈㄸ**) 이라더니 값이 싸서 샀는데 품질이 너무 안 좋다.

목

월   일

시계 그리기 아래 제시된 시간을 시침과 분침으로 표시보세요.

1) 7시 5분

2) 12시 20분

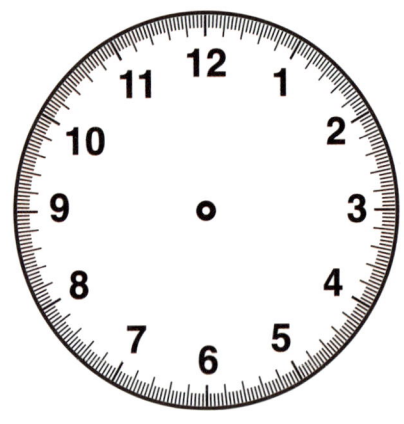
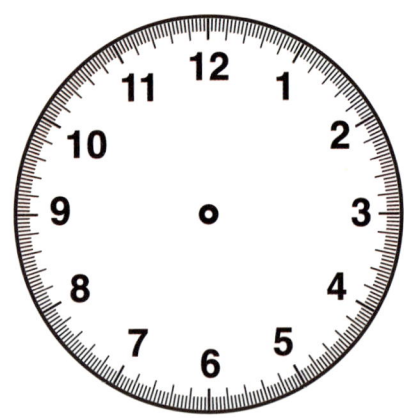

가구 가구입니다. 따라 써보세요.

| 장식장 | 책꽂이 | 책상 | 책장 |

매일의 계산 문제

1) 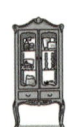 7) 21

2) 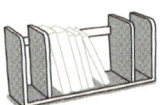 3) 96

3) 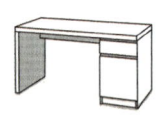 3) 45

4) 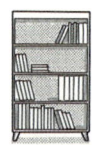 6) 534

5) 64 ÷ 8 =

6) 42 ÷ 2 =

7) 96 ÷ 8 =

8) 111 ÷ 3 =

규칙 전환

전두엽 기능

전두엽을 활성화시키는 집행기능 훈련입니다

한글로 표시된 숫자는 더 큰 숫자에, 아라비아 숫자는 더 작은 숫자에 동그라미 표시하세요. 앞에서부터 차례대로 가능한 한 빠르고 정확하게 해보세요.

(육) 삼	5 (4)

칠 사	2 9	오 일	6 3
9 8	삼 팔	구 이	4 5
육 구	1 2	4 3	칠 팔
3 5	육 삼	7 6	사 오
이 삼	8 4	삼 일	4 7
사 오	구 육	6 5	이 팔
7 8	오 사	칠 육	9 4

매일의 언어 문제

알맞은 맞춤법을 찾아 동그라미 치세요.

[예시] 호텔에 (묶다 /(묵다)).

1. 울어서 눈이 (붓다 / 붇다).
2. 저 사람은 (웬지 / 왠지) 수상해 보인다.
3. 얼굴이 (흙빛 / 흑빛)으로 변하다.
4. (이따가 / 있다가) 뵐게요.
5. (재털이 / 재떨이)에 담배꽁초가 수북이 쌓였다.

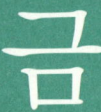

월   일

일기쓰기

자유롭게 빈칸을 채워서 일기를 완성해 보세요.

· 오늘은 _____ 월 _____ 일 _____ 요일이며, 아침 _____ 시에 기상했다.
· 이번 한주 동안 _____ , _____ , _____ , _____ 을/를 샀다.
· 이번 주 월요일부터 금요일까지 총 쓴 돈은 _____ 원이다.
· 이번 주말에는 외식으로 _____ 을/를 먹을 계획이다.
· 다음 주에 가장 기대되는 일은 _____ 이다.

가구 가구입니다. 따라 써보세요.

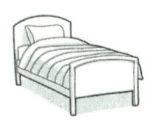 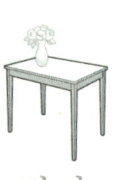 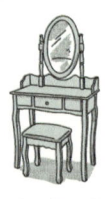 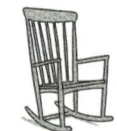

침대   탁자   화장대   흔들의자

매일의 계산 문제

1. 72 - 22 + 42 =
2. 56 x 22 - 45 =
3. 72 ÷ 3 + 65 =
4. 30 ÷ 6 x 3 =
5. 24 + 68 - 11 - 12 =
6. 33 x 14 + 53 - 75 =
7. 48 ÷ 3 + 65 - 26 =
8. 84 ÷ 4 x 13 - 92 =

바둑 위치 기억하기

기억력

측두엽을 활성화시키는 기억력 훈련입니다

아래 바둑판에 있는 각 바둑알의 위치를 기억해보세요. 흑돌과 백돌의 순서를 기억해보면 쉽게 기억할 수 있을 거예요. 뒷장으로 넘겨서 기억한 바둑알의 위치를 그려보세요.

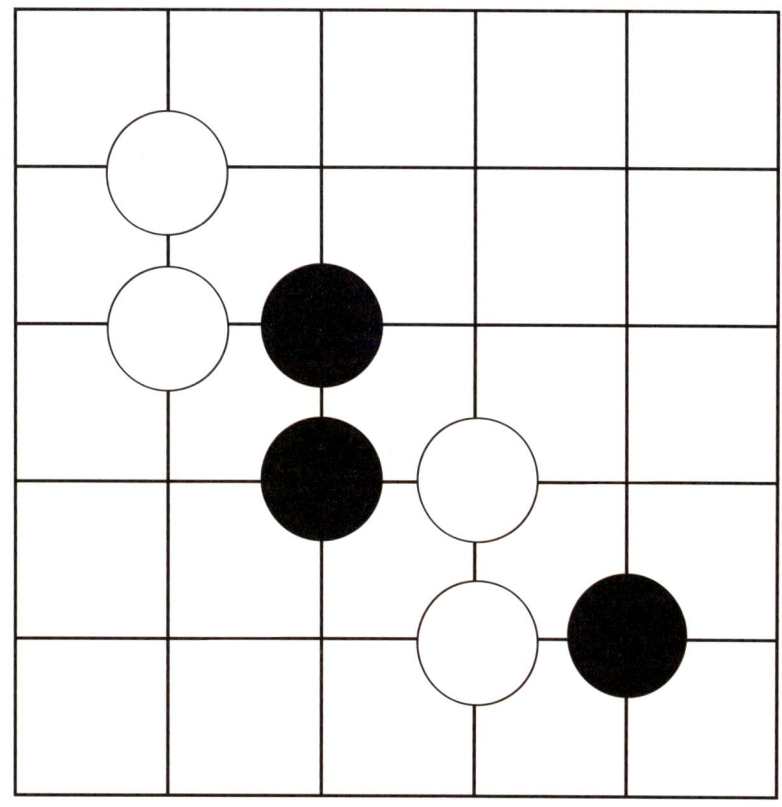

매일의 언어 문제

아래 제시된 초성을 보고 가구 이름을 맞혀보세요.

예: ㅈ 롱 ➔ 장롱

1 ㅎ 장 ㄷ

2 ㅊ 상

3 신 ㅂ ㅈ

4 ㅅ 파

5 ㅊ ㄷ

6 ㅎ 들 ㅇ 자

7 ㅅ 탁

8 ㅅ 랍 ㅈ

바둑 위치 기억하기

바둑알의 위치를 기억해볼까요?
아래 예시처럼 앞서 기억했던 바둑알을 바둑판의 알맞은 위치에 그려보세요.

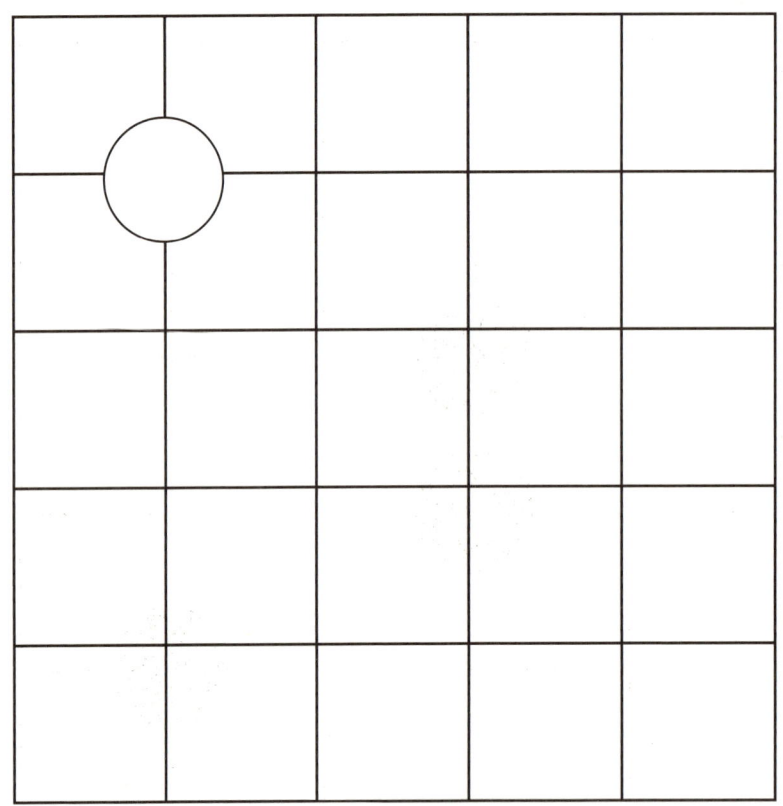

똑같이 그리기

아래 왼쪽에 있는 바둑판 그림을 오른쪽 바둑판에 똑같이 그려보세요.

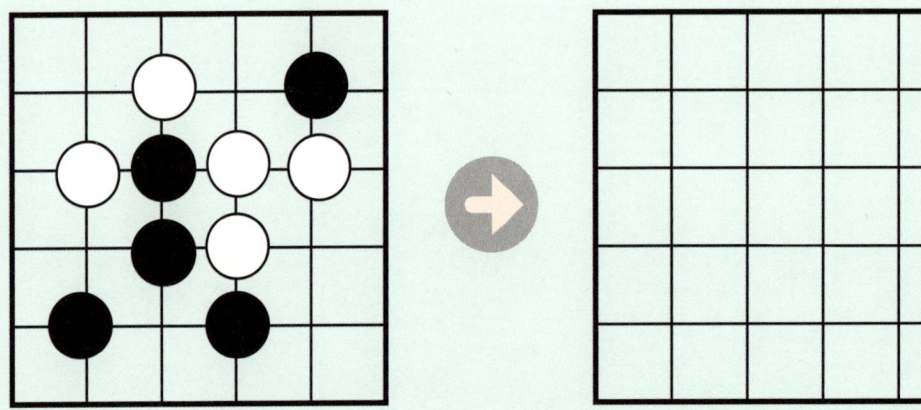

상기하기

6주차 단어

1) 이번 주는 가구에 대해 알아봤습니다. 다시 상기 해봅시다.
   이번 주에 배운 가구이름을 생각나는대로 최대한 많이 적어보세요.

   벤치

2) 아래 글자판에서 이번 주에 배운 가구를 모두 찾아 동그라미 치세요.

화	책	꽂	이	장	안	의	대
대	상	크	소	장	롱	조	싱
의	침	다	옷	식	책	화	크
안	파	침	자	장	소	탁	대
화	장	대	책	이	책	파	탁
마	신	발	흔	들	의	자	신
매	식	벤	매	트	신	발	장
리	탁	싱	소	파	스	치	크

즐거운 주말이 왔습니다

월   일

선을 진하게 따라 그린 후, 예쁘게 색칠해보세요.

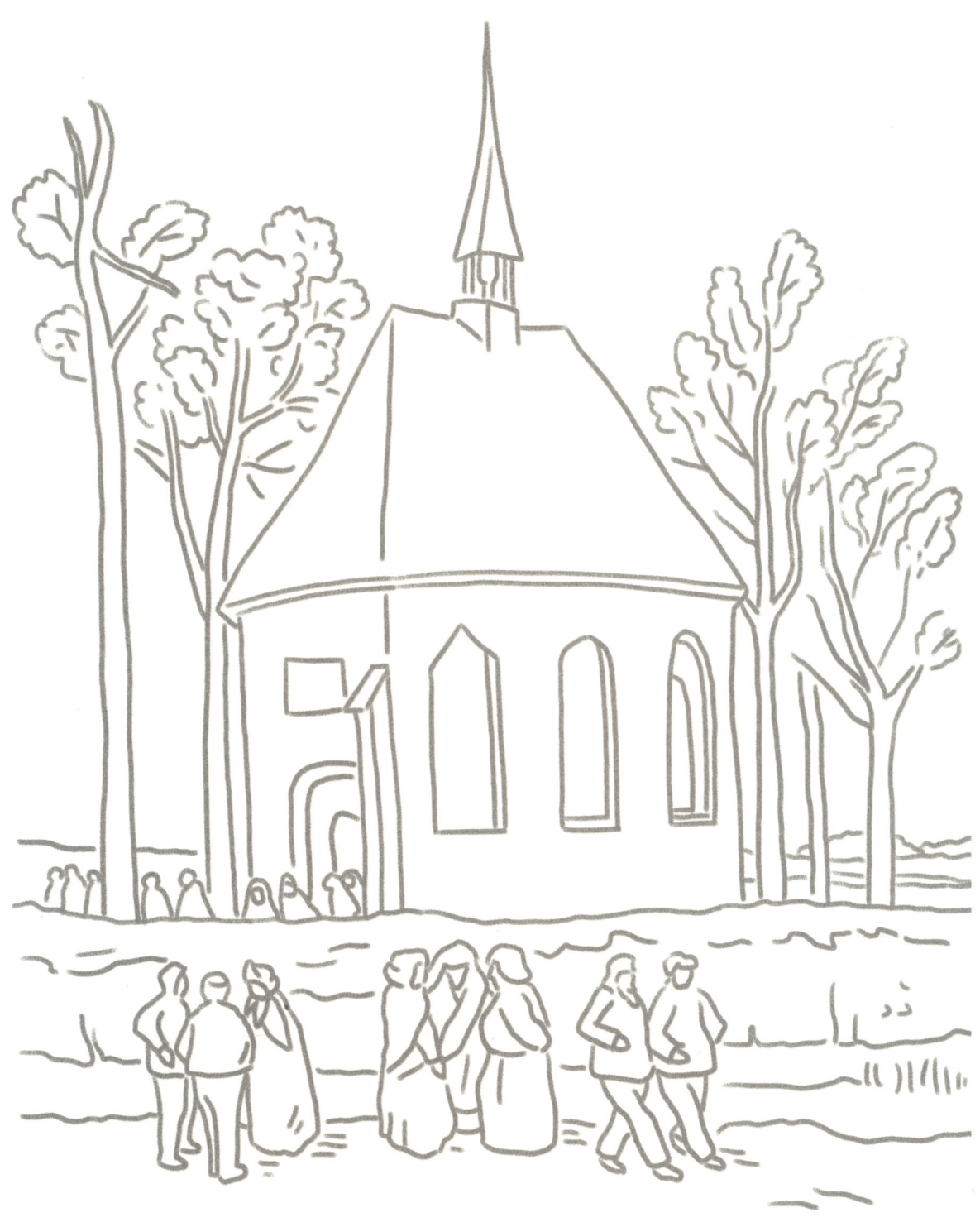

선을 진하게 따라 그린 후, 예쁘게 색칠해보세요.

6주 정답

월

매일의 계산 문제

1. 6
2. 13
3. 34
4. 99
5. 91
6. 112
7. 571
8. 510

같은 글자 찾기

매일의 언어 문제

라마, 라면, 라벨, 라틴, 러닝, 럼주, 레게, 레몬, 럭비, 로고, 로그, 로마, 로망, 로봇, 로션, 로켓, 롤러, 루비, 루지, 루트, 룰렛, 룸바, 리듬, 리본, 리셋, 린스, 림보, 림프, 링거, 링커… 등이 있습니다.

화

매일의 계산 문제

1. 4
2. 15
3. 14
4. 14
5. 57
6. 237
7. 169
8. 317

무게 계산

1. 42 kg
2. 31 kg

매일의 언어 문제

감기, 감명, 감별, 감전, 감투, 감도, 감방, 감수, 감화, 동감, 동기, 동명, 동전, 동일, 동방, 동화, 기동, 기명, 기별, 기전, 기일, 기도, 기방, 기수, 기입, 기화, 명감, 명동, 명기, 명전, 명일, 명도, 명수, 명화, 별동, 별기, 별명, 별전, 별일, 별도, 별방, 별수, 전동, 전기, 전명, 전별, 전투, 전일, 전도, 전방, 전수, 전입, 전화, 투기, 투명, 투전, 투수, 투입, 투화, 일감, 일동, 일명, 일도, 일방, 일수, 일화, 도감, 도기, 도전, 도일, 도수, 도입, 도화, 방기, 방전, 방도, 방수, 방화, 수감, 수동, 수기, 수명, 수전, 수일, 수도, 수방, 수입, 수화, 입감, 입동, 입기, 입명, 입방, 입전, 입수, 입화, 화동, 화기, 화전, 화투, 화방, 화수, 화입 … 등이 있습니다.

6주 정답

매일의 계산 문제

1. 36　2. 93　3. 266　4. 736

5. 748　6. 2816　7. 4257　8. 18544

도형 회전

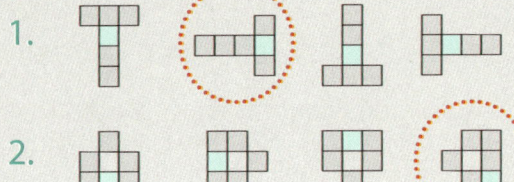

매일의 언어 문제

1. 누워서 떡 먹기　2. 수박 겉 핥기　3. 내 코가 석자　4. 울며 겨자 먹기　5. 싼 것이 비지떡

시계 그리기

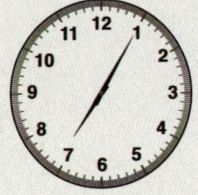

1) 7시 5분　2) 12시 20분

매일의 계산 문제

1. 3　2. 32　3. 15　4. 89
5. 8　6. 21　7. 12　8. 37

규칙 전환

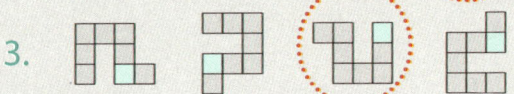

매일의 언어 문제

1. 울어서 눈이 (붓다 / 붇다).
2. 저 사람은 (웬지 / 왠지) 수상해 보인다.
3. 얼굴이 (흙빛 / 흑빛)으로 변하다.
4. (이따가 / 있다가) 볼게요.
5. (재털이 / 재떨이)에 담배꽁초가 수북이 쌓였다.

금

매일의 계산 문제

1. 92
2. 1187
3. 89
4. 15
5. 69
6. 440
7. 55
8. 181

바둑 위치 기억하기

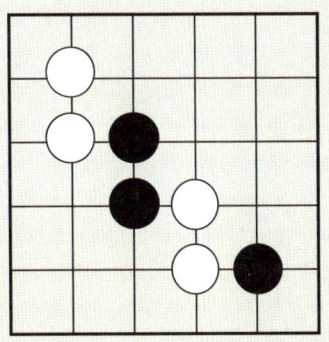

매일의 언어 문제

1. 화장대
2. 책상
3. 신발장
4. 소파
5. 침대
6. 흔들의자
7. 식탁
8. 서랍장

상기하기

1. 매트리스, 서랍장, 소파, 식탁, 신발장, 싱크대, 안마의자, 옷장, 의자, 이층침대, 장롱, 장식장, 책꽂이, 책상, 책장, 침대, 탁자, 화장대, 흔들의자

2.
화	책	꽂	이	장	안	의	대
대	상	크	소	장	롱	조	싱
의	침	다	옷	식	책	화	크
안	파	침	자	장	소	탁	대
화	장	대	책	이	책	파	탁
마	신	발	흔	들	의	자	신
매	식	벤	매	트	신	발	장
리	탁	싱	소	파	스	치	크

7

뇌미인 트레이닝 베이직

일곱째 주

월

월   일

일기쓰기

자유롭게 빈칸을 채워서 일기를 완성해 보세요.

· 오늘은 _____ 년 _____ 월 _____ 일 _____ 요일이다.
· 지난 주말에는 _____ 와 함께 _____ 을/를 갔다.
· 어제 낮에는 _____ 을/를 했으며, 저녁에는 _____ 을/를 했다.
· 오늘 점심 식사로 _____ 와/과 함께 _____ 을/를 먹었다.
· 이번 주에 가장 신나는 계획은 _____ 이다.

가전/전자제품 가정에서 사용하고 있는 전자제품입니다. 따라 써보세요.

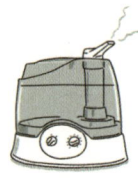
가습기

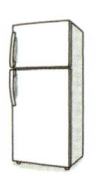
냉장고

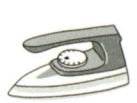
다리미

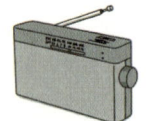
라디오

매일의 계산 문제

①   2　　②   7　　③   38　　④   54
  + 5　　　　 + 8　　　　+ 6　　　　+ 23

⑤   61　　⑥   36　　⑦ 646　　⑧ 578
  + 73　　　 + 85　　　+ 381　　+ 279

같은 모양 찾기

주의집중력

전두엽을 활성화시키는 주의집중력 훈련입니다

아래 예시처럼 표에서 기호 '◐'를 모두 찾아 동그라미 표시하고,
예시를 포함하여 총 몇 개인지 맞혀보세요.

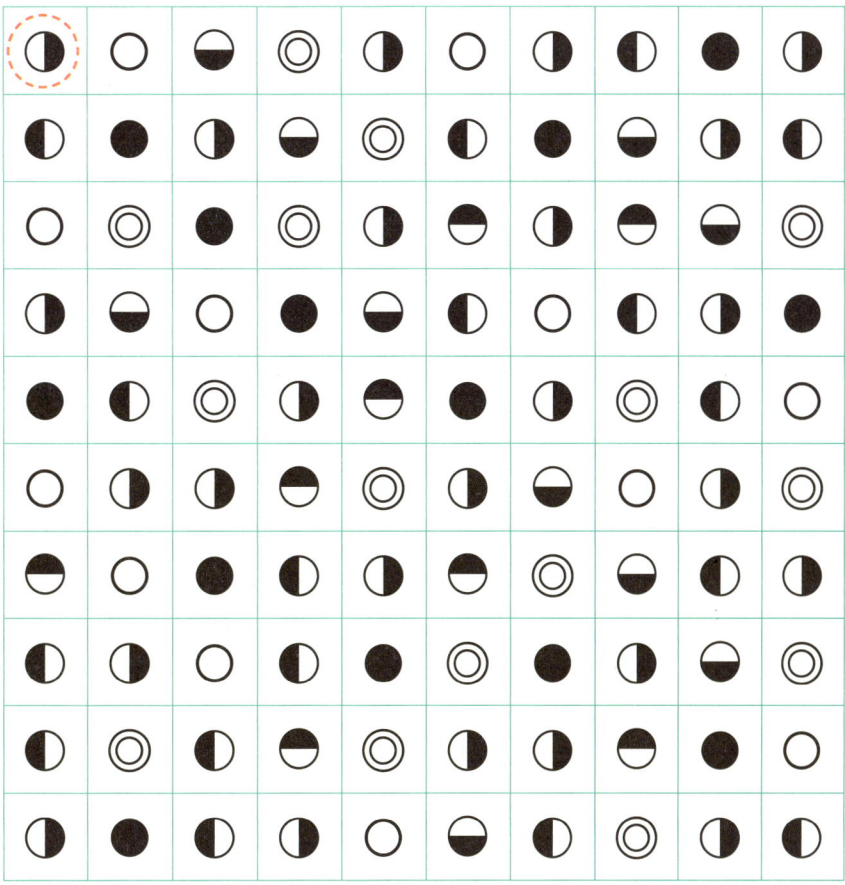

매일의 언어 문제

'마'로 시작하는 두 글자 단어를 5개 이상 적어보세요.

마당

'만'으로 시작하는 두 글자 단어를 5개 이상 적어보세요.

만물

'말'로 시작하는 두 글자 단어를 5개 이상 적어보세요.

말씀

'망'으로 시작하는 두 글자 단어를 5개 이상 적어보세요.

망막

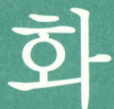

월   일

우리 동네

각 방에 어떤 물건들이 있는지 기록해보세요.

건물/시설	이름	건물/시설	이름
병원		미용실	
은행		식당	
대형 마트		카페	
슈퍼		스포츠 센터	
편의점		종교 시설	
빵집		복지관 시설	

가전/전자제품   가정에서 사용하고 있는 전자제품입니다. 따라 써보세요.

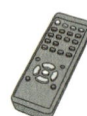
리모컨

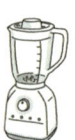
믹서기

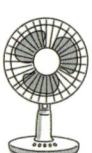
선풍기

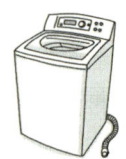
세탁기

매일의 계산 문제

①   9 − 3

②   28 − 4

③   52 − 9

④   87 − 52

⑤   96 − 68

⑥   525 − 63

⑦   282 − 137

⑧   412 − 135

주사위 계산

계산력

왼쪽 두정엽을 활성화시키는 계산력 훈련입니다

주사위의 동그라미 개수를 숫자로 연상하여 계산해보세요.
〈예시〉와 같이 주사위 두 개가 이어 있으면 두 자리 숫자, 세 개가 이어 있으면
세 자리 숫자가 됩니다.

〈예시〉   1 3 5 + 2 6 = **161**

1)

2)

3)

매일의 언어 문제

두 글자씩 짝을 지어 단어를 만들어보세요. (글자 중복 사용가능)

과 학 생
   교
기 원
제 고 부 통
   일 비 명

과학   원고

수

월   일

일기쓰기

어제와 오늘 느꼈던 감정들을 아래에 제시된 단어를 이용하여 문장으로 써보세요.

걱정하다. 귀찮다. 당황스럽다. 감사하다. 기쁘다. 놀라다. 만족스럽다. 반갑다. 부럽다. 벅차다.
서운하다. 슬프다. 뿌듯하다. 사랑스럽다. 상쾌하다. 신나다. 안타깝다. 자랑스럽다. 재미있다. 즐겁다.
지루하다. 화나다. 짜증스럽다. 행복하다. 흐뭇하다. 홀가분하다. 후회스럽다. 감동하다. 좋다.

예) 오늘 낮에 오랜만에 친구들을 만나서 기분이 좋았다.

....
....
....
....

가전/전자제품 가정에서 사용하고 있는 전자제품입니다. 따라 써보세요.

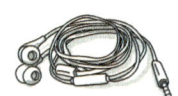
이어폰

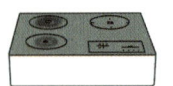
전기레인지

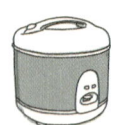
전기밥솥

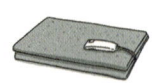
전기장판

매일의 계산 문제

① 8 × 2

② 12 × 4

③ 37 × 3

④ 67 × 6

⑤ 23 × 33

⑥ 54 × 73

⑦ 214 × 8

⑧ 134 × 78

위에서 본 모양

시공간 능력

오른쪽 두정엽을 활성화시키는 시공간 능력 훈련입니다

〈예시〉처럼 쌓여진 블록들을 위에서 내려다봤을 때 어떻게 보일지 생각해 보세요.
위에서 본 모양을 그대로 오른쪽 빈칸에 색칠해 보세요.

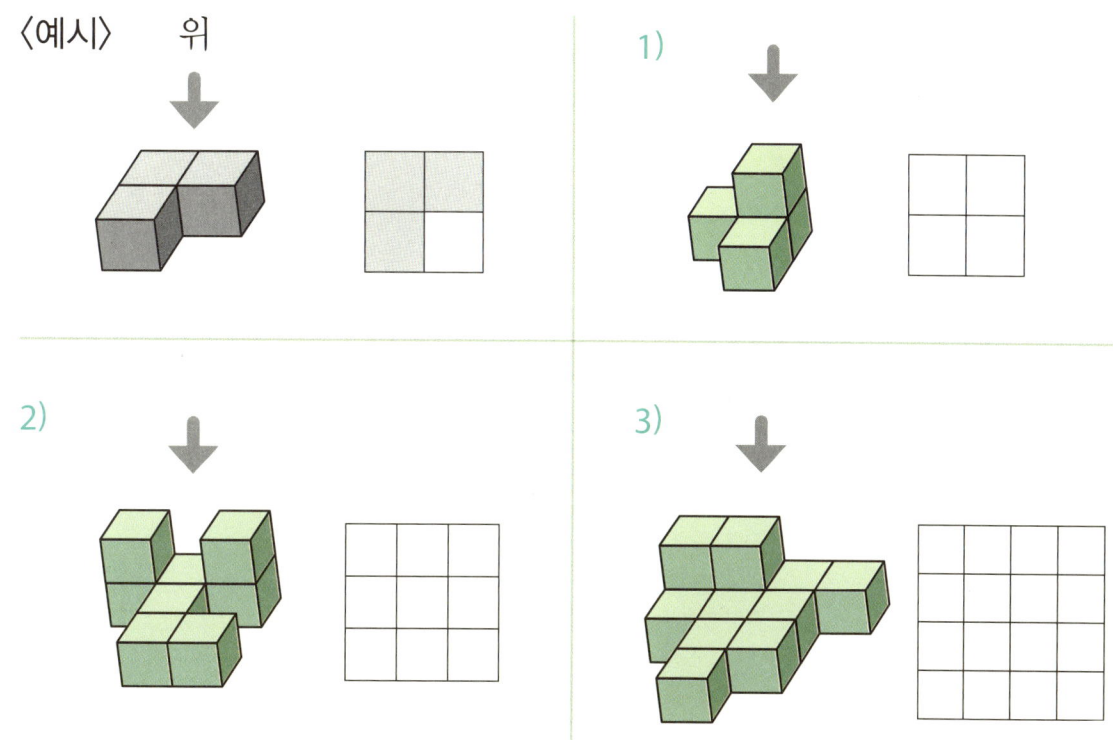

매일의 언어 문제

문맥을 파악하여 아래 빈 칸에 들어갈 속담을 맞혀보세요.

1 (ㅇ물이 ㅁㅇ야 ㅇㄹ 물이 ㅁㄷ)고 형이 동생에게 모범을 보여야지.

2 가게에 진열된 예쁜 옷을 사고 싶지만 돈이 없으니 (ㄱㄹ의 ㄸ)이다.

3 (ㅁㄴ ㄷ끼에 ㅂ등 ㅉㅎ다)더니, 오랜 친구에게 배신을 당해서 너무 속상해.

4 (ㄱ구ㄹ ㅇㅊㅇ적 ㅅ각 ㅁ 한다)고 잘난 체하지 마세요.

5 시험을 망친 다음에 공부를 하는 건 (ㅅ ㅇ고 ㅇ양ㄱ ㄱ치는) 거야.

시계 문제 왼쪽 시계에서 **1시간 15분**이 흘렀을 때의 시간을 오른쪽 시계에 그려보고 아래 빈칸에 시간도 적어보세요.

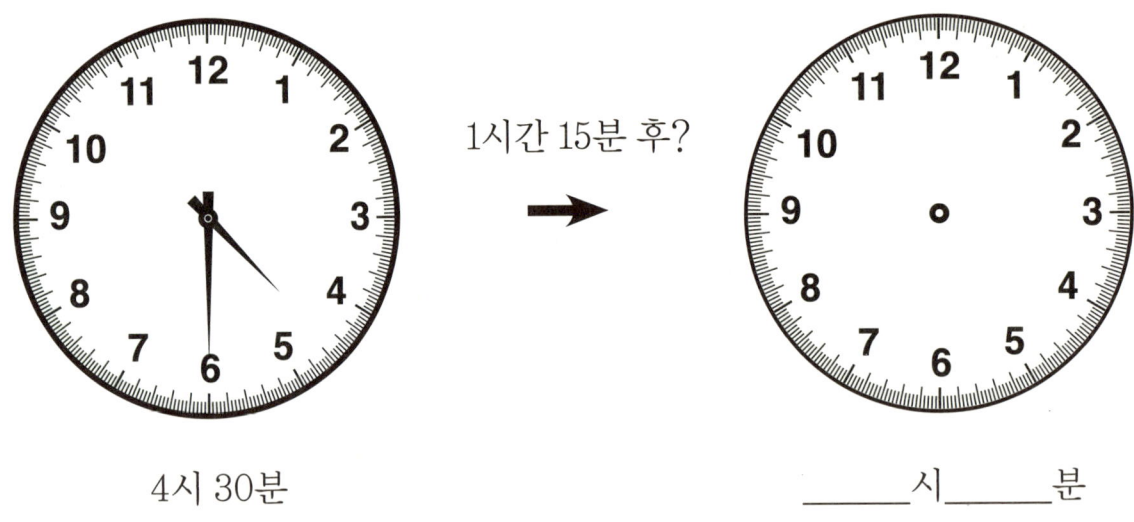

4시 30분   ____시____분

가전/전자제품 가정에서 사용하고 있는 전자제품입니다. 따라 써보세요.

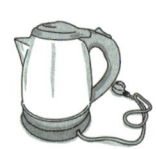	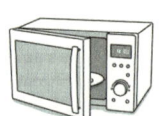	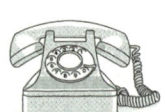	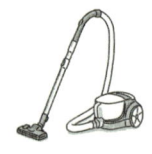
전기포트	전자레인지	전화기	진공청소기

매일의 계산 문제

1) 9)36   2) 4)48   3) 6)84   4) 9)171

5) 56 ÷ 8 =   6) 82 ÷ 2 =   7) 92 ÷ 4 =   8) 402 ÷ 6 =

도형 추론

전두엽 기능

전두엽을 활성화시키는 집행기능 훈련입니다

다음 네모 상자 안에 도형들은 일련의 규칙에 따라 나열되어 있습니다.
어떤 규칙이 있는지 생각해보고, 물음표 빈칸에 들어갈 알맞은 도형을 보기에서 골라보세요.

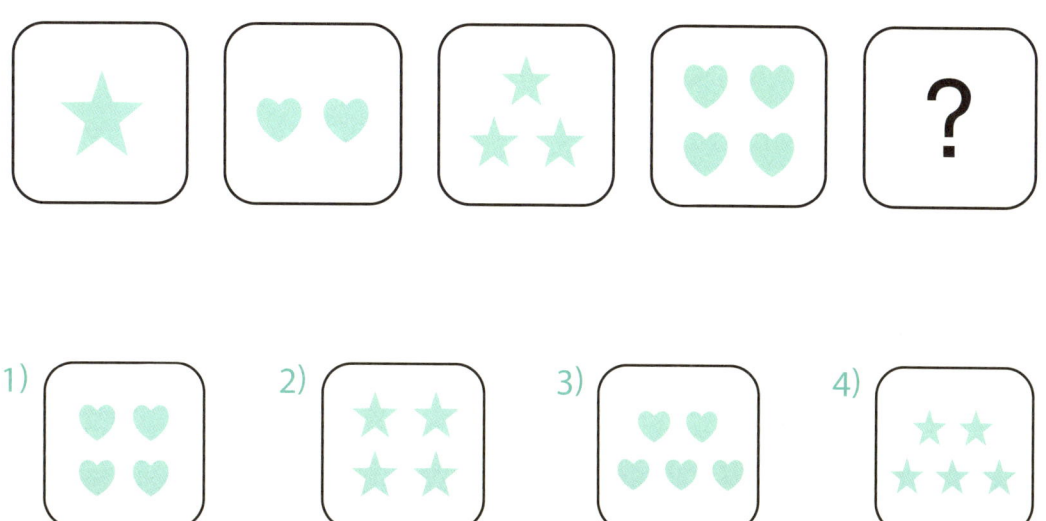

매일의 언어 문제

알맞은 맞춤법을 찾아 동그라미 치세요.

[예시] 호텔에 (묶다 / **묵다**).

1 교통이 (원활하다 / 원할하다).
2 겨울철에 피부가 (당기다 / 땅기다).
3 (날씨 / 날시)가 흐리다.
4 부장님께 기획안을 (결재 / 결제) 받다.
5 낙엽이 질 때면 (괜시리 / 괜스레) 마음이 울적해진다.

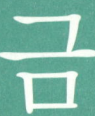

월   일

일기쓰기

자유롭게 빈칸을 채워서 일기를 완성해 보세요.

· 오늘은 _____월 _____일 _____요일이며, 날씨는 _____다.
· 이번 주에는 외식을 총 _____번 했다.
· 이번 주에 가장 기억에 남는 일은 _____이다.
· 이번 주말에는 _____에 가서 _____을/를 할 계획이다.
· 다음 주 _____요일에 _____와/과 함께 _____식사를 할 것이다.

가전/전자제품 가정에서 사용하고 있는 전자제품입니다. 따라 써보세요.

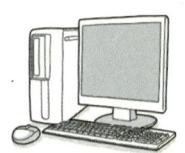	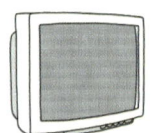	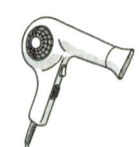	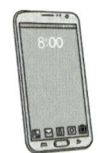
컴퓨터	텔레비전	헤어드라이어	휴대폰

매일의 계산 문제

① 91 - 42 + 20 =

② 32 x 18 - 27 =

③ 45 ÷ 3 + 36 =

④ 24 x 9 ÷ 8 =

⑤ 73 - 46 + 18 - 23 =

⑥ 21 x 24 - 27 + 14 =

⑦ 86 ÷ 2 - 27 + 53 =

⑧ 15 x 24 ÷ 5 - 43 =

우리나라 행정구역

기억력

측두엽을 활성화시키는 기억력 훈련입니다

아래 우리나라 지도에서 **행정구역 8도**인
경기도, 강원도, 충청북도, 충청남도, 전라북도, 전라남도, 경상북도, 경상남도의
이름과 각 위치들을 기억해보세요.

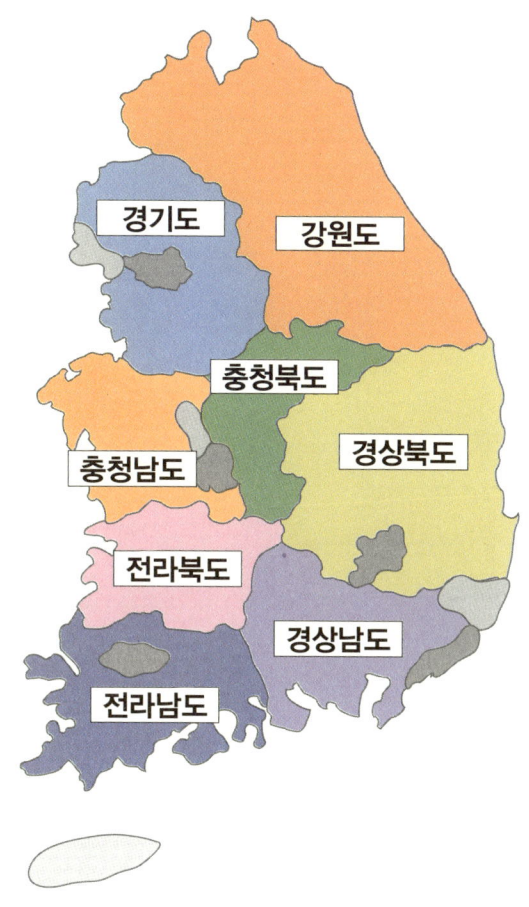

매일의 언어 문제

아래 제시된 초성을 보고 가전/전자제품 이름을 맞혀보세요.

예: ㄹㄷ오 ➜ 라디오

1 ㄱ습ㄱ
2 ㄴㅈ고
3 ㅈ자ㄹㅇ지
4 컴ㅍㅌ
5 ㅌㄹㅂ전
6 헤ㅇㄷㄹㅇㅇ
7 ㅅ풍ㄱ
8 ㅈㄱ밥ㅅ

우리나라 행정구역

월   일

아래 우리나라 지도에서 **행정구역 8도**인
경기도, 강원도, 충청북도, 충청남도, 전라북도, 전라남도, 경상북도, 경상남도를
알맞은 네모 빈칸에 적어보세요.

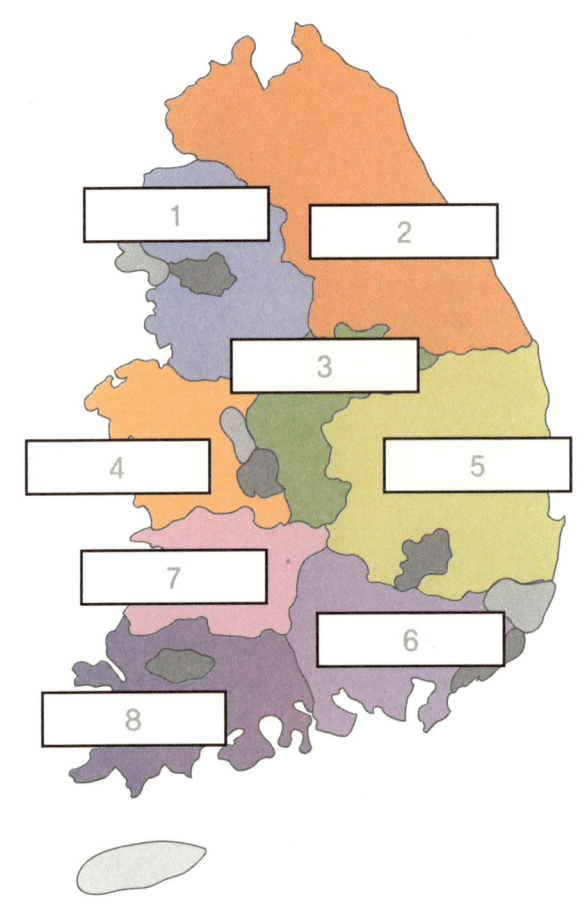

내가 전국여행을 한다면

대한민국 전국방방곡곡 여행할 기회가 생긴다면 가고싶은 곳을 순서대로 적어
보세요. 지도를 보며 표시를 하면 더 좋습니다.

상기하기

7주차 단어

1) 이번 주는 가전/전자제품에 대해 알아봤습니다. 다시 상기 해봅시다.
   이번 주에 배운 가전/전자제품 이름을 생각나는대로 최대한 많이 적어보세요.

   전자레인지

2) 아래 글자판에서 이번 주에 배운 가전/전자제품 이름을 모두 찾아 동그라미 치세요.

냉	전	선	풍	기	휴	다	세
장	세	전	휴	가	진	공	탁
고	가	헤	진	공	청	소	기
소	습	컴	퓨	터	혜	어	장
이	기	전	청	레	인	전	솥
전	자	레	인	지	선	기	탁
화	라	디	우	세	기	밥	리
기	폰	텔	레	비	전	솥	모

즐거운 주말이 왔습니다

가장 알맞은 그림의 그림자를 보기에서 찾아보세요.

1)

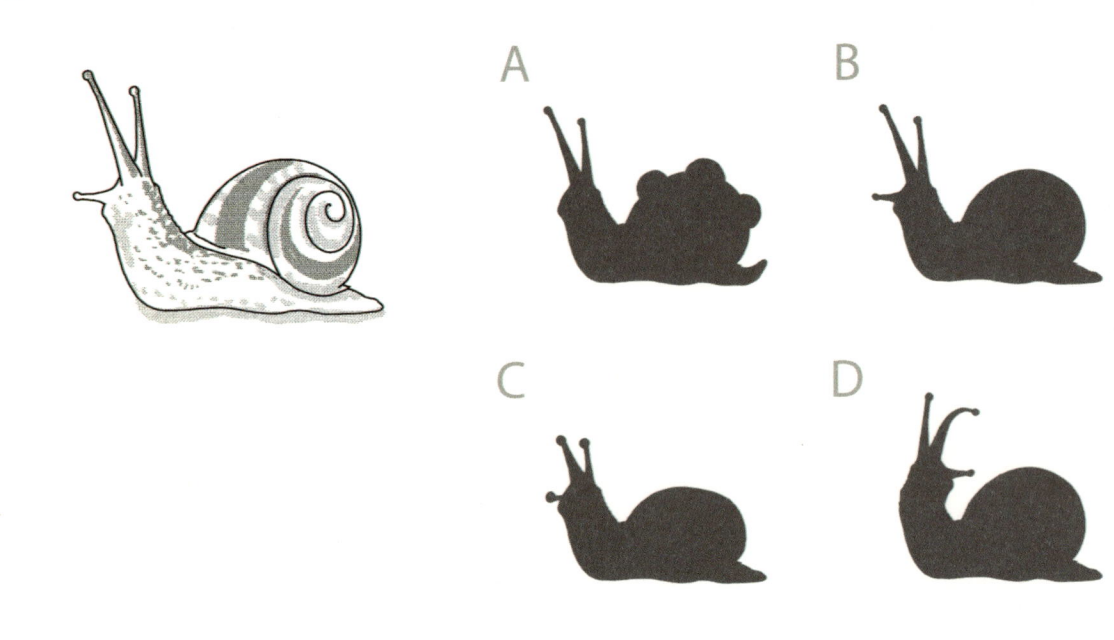

2)

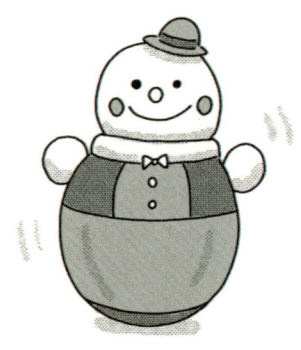

A  B

C 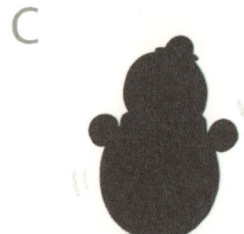 D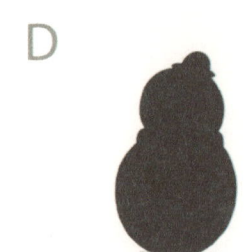

7주 정답

월

매일의 계산 문제

1. 7
2. 15
3. 44
4. 77
5. 134
6. 121
7. 1027
8. 857

같은 모양 찾기

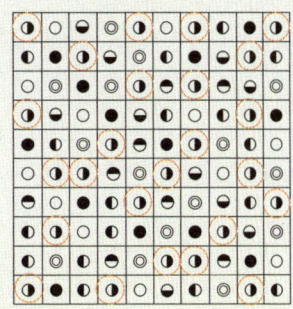

답: 총 25개

매일의 언어 문제

[마] 마감, 마귀, 마냥, 마늘, 마님, 마담, 마대, 마디, 마력, 마련, 마루, 마리, 마모, 마물, 마법, 마부, 마수, 마술, 마약, 마을, 마음, 마장, 마찰, 마침, 마흔 … 등이 있습니다.

[만] 만감, 만국, 만남, 만년, 만담, 만두, 만류, 만료, 만민, 만발, 만병, 만복, 만사, 만성, 만세, 만연, 만월, 만인, 만점, 만족, 만찬, 만치, 만큼, 만행, 만화 … 등이 있습니다.

[말] 말굽, 말끔, 말년, 말다, 말단, 말뚝, 말로, 말마, 말목, 말문, 말미, 말벌, 말복, 말살, 말세, 말소, 말썽, 말씨, 말언, 말일, 말짱, 말차, 말채, 말초, 말패 … 등이 있습니다.

[망] 망각, 망거, 망고, 망곡, 망년, 망대, 망동, 망라, 망령, 망루, 망명, 망발, 망부, 망사, 망상, 망신, 망언, 망울, 망월, 망자, 망정, 망측, 망치, 망토, 망향 … 등이 있습니다.

화

매일의 계산 문제

1. 6
2. 24
3. 43
4. 35
5. 28
6. 462
7. 145
8. 277

주사위 계산

1. ⚃⚂ - ⚁⚅ = 16
2. ⚀⚄ + ⚄⚄⚅ - ⚁⚅ = 440
3. ⚁ × ⚅ + ⚂⚃ = 55

매일의 언어 문제

학교, 학생, 학원, 학기, 학과, 학부, 학제, 학비, 학명, 학통, 교학, 교생, 교원, 교기, 교점, 교과, 교부, 교고, 교제, 교일, 교비, 교명, 교통, 생원, 생기, 생부, 생고, 생일, 생명, 원학, 원교, 원생, 원기, 원과, 원부, 원제, 원일, 원명, 원통, 기학, 기교, 기생, 기원, 기부, 기고, 기제, 기일, 기명, 기통, 과원, 과기, 과부, 과고, 과제, 과일, 과명, 부교, 부생, 부원, 부기, 부과, 부고, 부제, 부일, 고교, 고생, 고원, 고기, 고과, 고부, 고일, 고명, 고통, 제생, 제원, 제기, 제과, 제부, 제고, 제생, 제일, 제명, 일생, 일원, 일기, 일과, 일부, 일고, 일제, 일명, 일통, 비교, 비원, 비기, 비고, 비일, 비명, 비통, 명학, 명교, 명원, 명기, 명과, 명부, 명제, 명일, 통학, 통교, 통원, 통기, 통과, 통고, 통제, 통일, 통명 … 등이 있습니다.

7주 정답

수

매일의 계산 문제

① 16 ② 48 ③ 111 ④ 402

⑤ 759 ⑥ 3942 ⑦ 1712 ⑧ 10452

위에서 본 모양

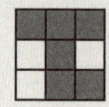 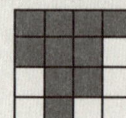

매일의 언어 문제

1. 윗물이 맑아야 아랫물이 맑다   2. 그림의 떡   3. 믿는 도끼에 발등 찍힌다
4. 개구리 올챙이 적 생각 못 한다   5. 소 잃고 외양간 고치는

목

시계 문제

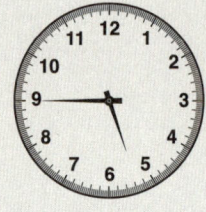 5시 45분

도형 추론

4)

매일의 계산 문제

① 4 ② 12 ③ 14 ④ 19
⑤ 7 ⑥ 41 ⑦ 23 ⑧ 67

매일의 언어 문제

1. 교통이 (**원활하다** / 원할하다).
2. 겨울철에 피부가 (당기다 / **땅기다**).
3. (**날씨** / 날시)가 흐리다.
4. 부장님께 기획안을 (**결재** / 결제) 받다.
5. 가을이 되면 (괜시리 / **괜스레**) 마음이 울적해진다.

매일의 계산 문제 금

① 69 ② 549 ③ 51 ④ 27

⑤ 22 ⑥ 491 ⑦ 69 ⑧ 29

우리나라 행정구역

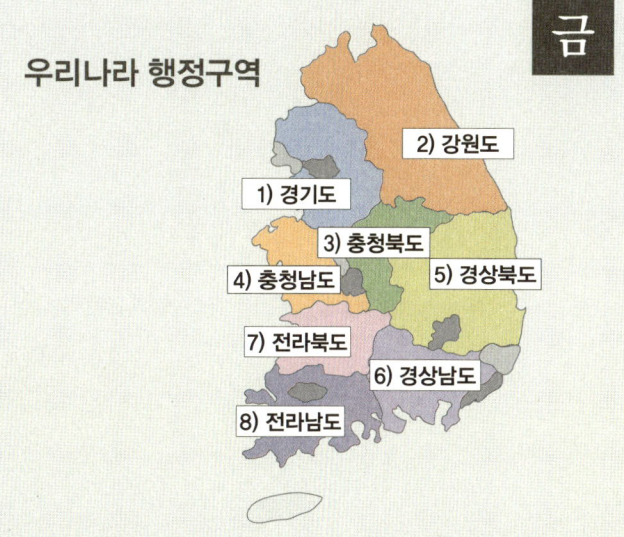

1) 경기도
2) 강원도
3) 충청북도
4) 충청남도
5) 경상북도
6) 경상남도
7) 전라북도
8) 전라남도

매일의 언어 문제

1. 가습기 2. 냉장고 3. 전자레인지 4. 컴퓨터 5. 텔레비전 6. 헤어드라이어 7. 선풍기 8. 전기밥솥

상기하기

1. 가습기, 냉장고, 다리미, 라디오, 리모컨, 믹서(믹서기), 선풍기, 세탁기, 이어폰, 전기레인지, 전기밥솥, 전기장판, 전기포트, 전화기, 진공청소기, 컴퓨터, 텔레비전, 헤어드라이어, 휴대폰

2.

냉	전	선	풍	기	휴	다	세
장	세	전	휴	가	진	공	탁
고	가	헤	진	공	청	소	기
소	습	컴	퓨	터	헤	어	장
이	기	전	청	레	인	전	솥
전	자	레	인	지	선	기	탁
화	라	디	우	세	기	밥	리
기	폰	텔	레	비	전	솥	모

그림자 찾기 주말

1. B
2. C

8

뇌미인 트레이닝 베이직

여덟째 주

일기쓰기

자유롭게 빈칸을 채워서 일기를 완성해 보세요.

- 오늘은 _____ 년 _____ 월 _____ 일 _____ 요일이다.
- 지난주에 가장 인상 깊었던 일은 _____ 이었다.
- 어제 저녁식사로 _____ 을/를 먹었으며, _____ 이/가 가장 맛있었다.
- 오늘 _____ 시에 _____ 에서 _____ 을/를 했다.
- 이번 주에 챙겨야 할 약속은 _____ 이/가 있다.

운송수단 사람을 태우거나 물건을 실어서 보내는 것입니다. 따라 써보세요.

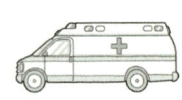 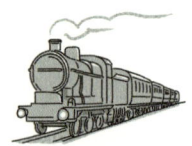 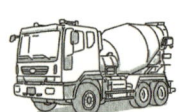 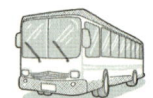

| 구급차 | 기차 | 레미콘 | 버스 |

매일의 계산 문제

①   3   ②   2   ③   66   ④   37
    + 6   + 9   + 5   + 52

⑤   46   ⑥   29   ⑦   365   ⑧   265
  + 48   + 84   + 484   + 386

머릿속 한글 세상

주의집중력

전두엽을 활성화시키는 주의집중력 훈련입니다

예시처럼 글자 안에 가로 선과 세로 선이 몇 개 있는지 찾아보세요.

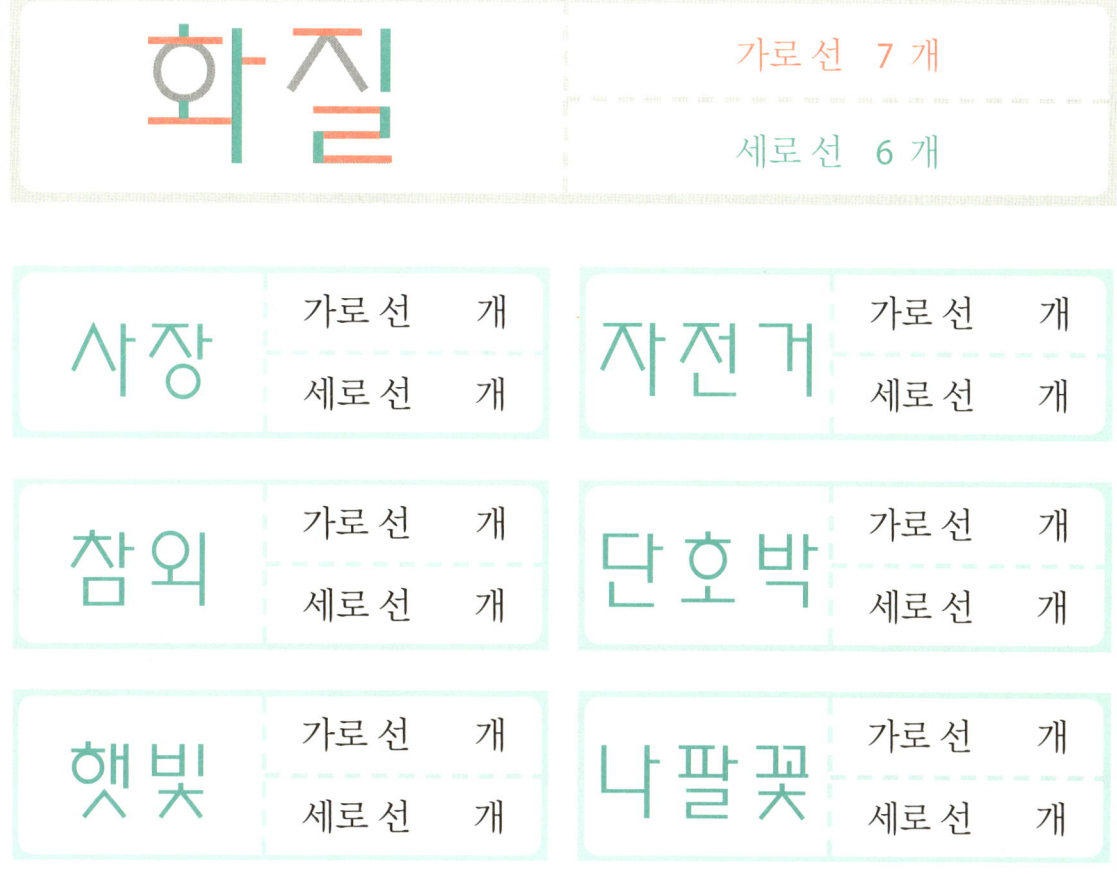

매일의 언어 문제

'바' 로 시작하는 두 글자 단어를 5개 이상 적어보세요.
바로

'반' 으로 시작하는 두 글자 단어를 5개 이상 적어보세요.
반송

'발' 로 시작하는 두 글자 단어를 5개 이상 적어보세요.
발명

'방' 으로 시작하는 두 글자 단어를 5개 이상 적어보세요.
방송

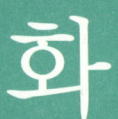

월   일

한국 상식

우리나라 국경일 날짜를 적어보세요.

국경일	날짜	국경일	날짜
삼일절	___월 ___일	개천절	___월 ___일
현충일	___월 ___일	광복절	___월 ___일
제헌절	___월 ___일	한글날	___월 ___일

운송수단 사람을 태우거나 물건을 실어서 보내는 것입니다. 따라 써보세요.

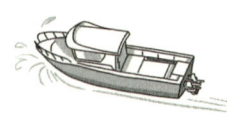
보트

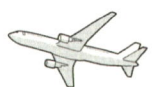
비행기

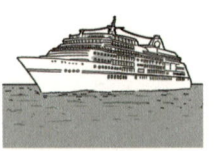
선박(배)

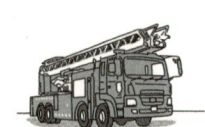
소방차

매일의 계산 문제

① 　8　　　② 　89　　　③ 　34　　　④ 　26
 − 3　　　　 − 　8　　　　 − 　7　　　　 − 14

⑤ 　52　　　⑥ 748　　　⑦ 939　　　⑧ 863
 − 24　　　　 − 69　　　　 − 255　　　　 − 278

단어 찾고 계산하기

계산력

왼쪽 두정엽을 활성화시키는 계산력 훈련입니다

표에 있는 글자들을 조합하여 동물 이름을 만들고,
동물 이름 글자에 해당하는 숫자를 모두 덧셈해보세요. (글자를 중복해서 사용해도 됩니다)

자	슴	사	끼	토	코	리	알	라
50	12	37	31	43	11	26	34	16

동물 이름	글자의 해당 숫자들 덧셈
예) 사 자	37 + 50 = 87

매일의 언어 문제

두 글자씩 짝을 지어 단어를 만들어보세요. (글자 중복 사용가능)

작가   반사

성 작 전
  가
명 문   인
    사
  반   용
위 동 품

수

월 일

일기 쓰기

자유롭게 빈칸을 채워서 일기를 완성해 보세요.

· 오늘은 .... 월 .... 일 .... 요일이며, 날씨는 .... 다.
· 어제 .... 을/를 타고 .... 에 갔다.
· 오늘 점심 식사로 .... 와/과 함께 .... 을/를 먹었다.
· 오늘 가장 신났던 일은 .... 이다.
· 내일은 .... 와/과 함께 .... 을/를 먹고 싶다.

운송수단 사람을 태우거나 물건을 실어서 보내는 것입니다. 따라 써보세요.

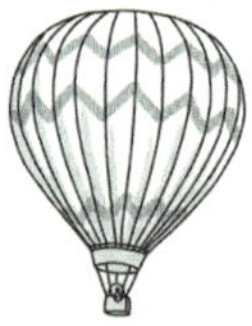
열기구

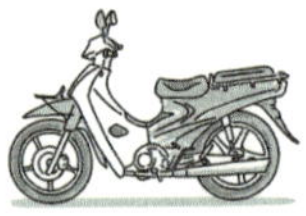
오토바이

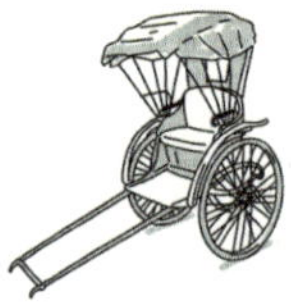
인력거

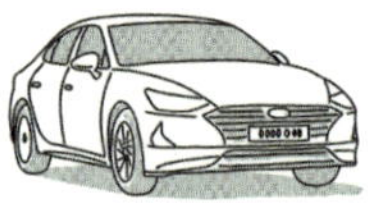
자동차

매일의 계산 문제

① 3×8	② 42×2	③ 52×4	④ 39×4
⑤ 42×12	⑥ 74×37	⑦ 986×2	⑧ 451×12

칠교놀이 1

시공간 능력

오른쪽 두정엽을 활성화시키는 시공간능력 훈련입니다

부록에 있는 7개의 조각을 이리저리 움직여 아래 모양과 똑같이 만들어 보겠습니다.
아래 모양에 맞춰진 퍼즐 조각처럼 퍼즐을 맞춰보세요.
(부록은 책의 마지막 페이지에 있고, 다 맞춰본 후 풀로 붙여보아도 좋습니다)

목

월 일

시계 문제

왼쪽 시계가 몇 시 인지 아래 빈칸에 시간을 적어보세요. 그리고 왼쪽 시계에서 **2시간 40분**이 흘렀을 때의 시간을 오른쪽 시계에 그려보고 아래 빈칸에도 시간을 적어보세요.

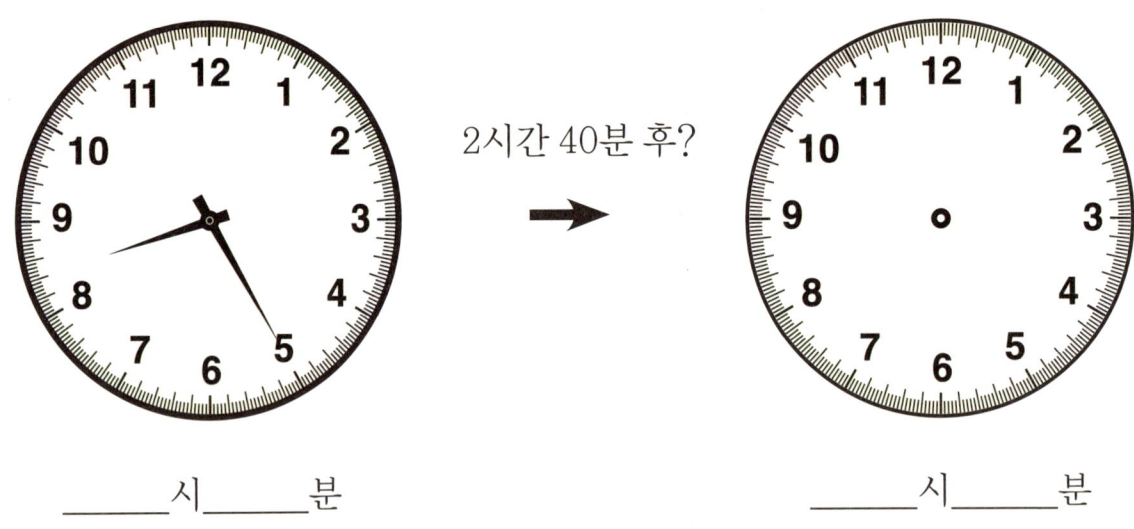

_____시_____분　　　　　　　　　　　　_____시_____분

운송수단 사람을 태우거나 물건을 실어서 보내는 것입니다. 따라 써보세요.

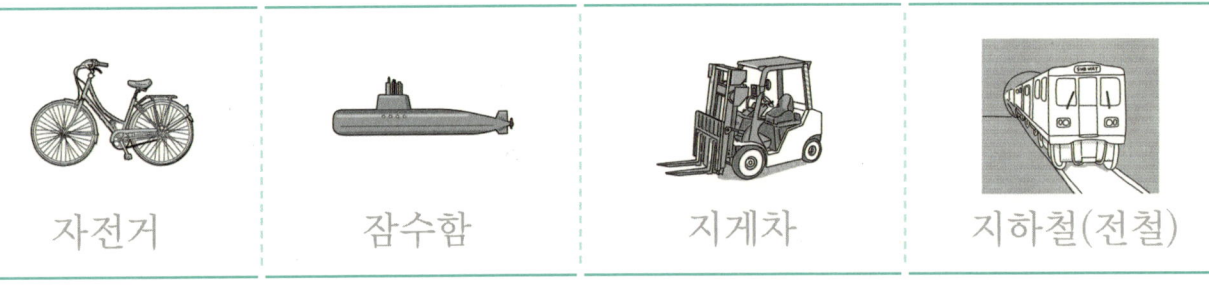

자전거　　　잠수함　　　지게차　　　지하철(전철)

매일의 계산 문제

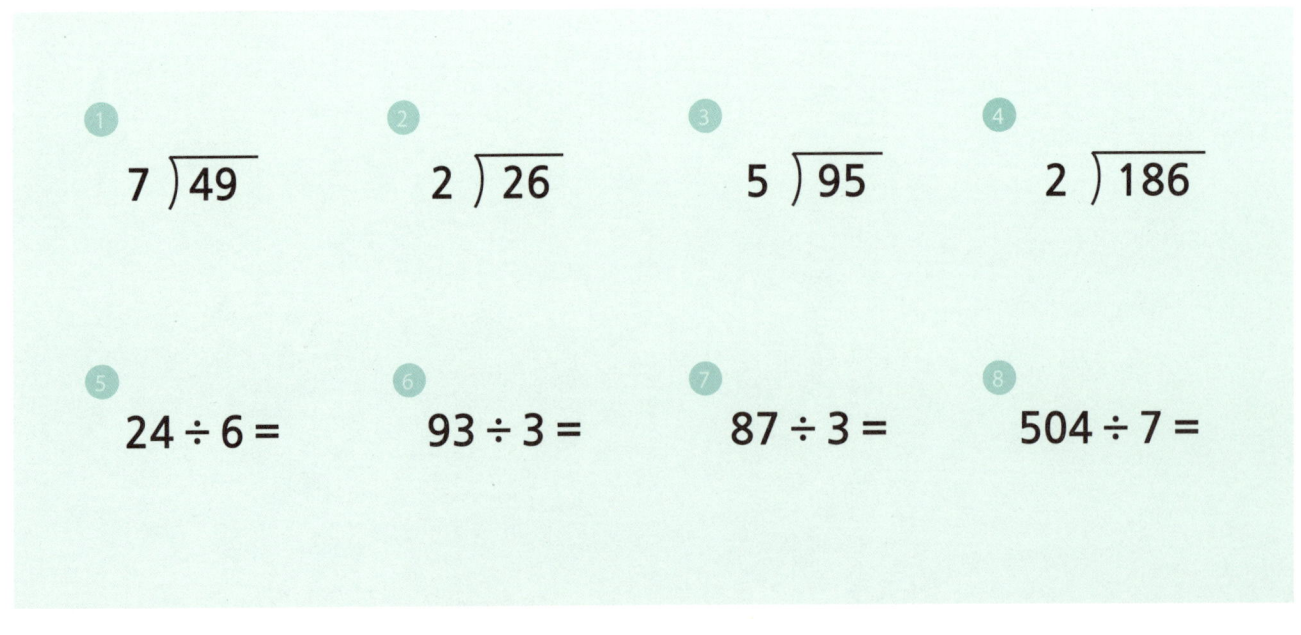

① 7)49　　② 2)26　　③ 5)95　　④ 2)186

⑤ 24 ÷ 6 =　　⑥ 93 ÷ 3 =　　⑦ 87 ÷ 3 =　　⑧ 504 ÷ 7 =

무게 비교

전두엽 기능

전두엽을 활성화시키는 집행기능 훈련입니다

아래 표에는 도형들의 무게가 제시되어 있습니다. 저울을 보고 어느 쪽이 더 무겁고 가벼운지 생각해보고, 물음표에 들어갈 알맞은 도형들을 보기에서 고르세요.

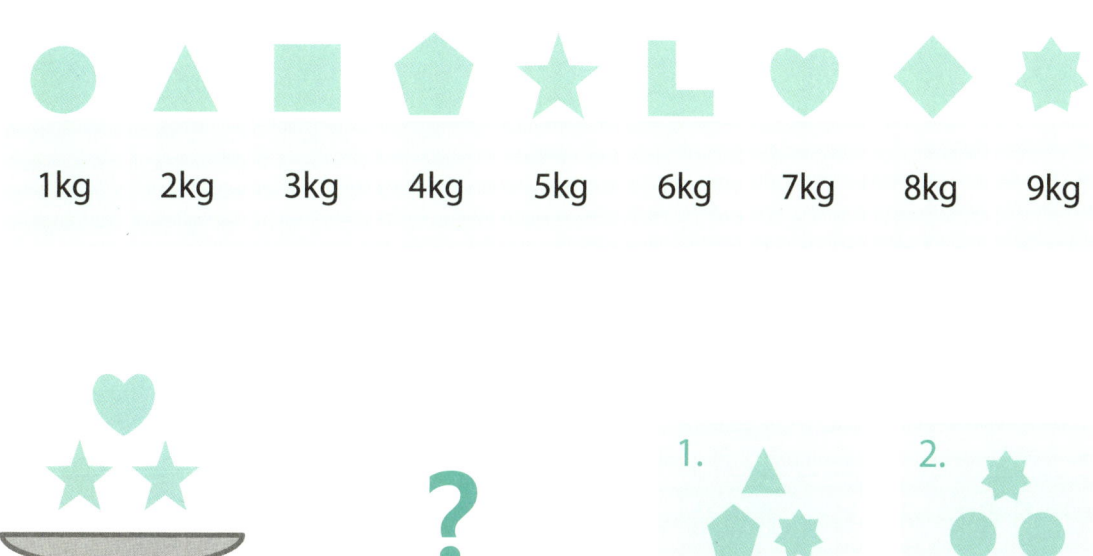

매일의 언어 문제

알맞은 맞춤법을 찾아 동그라미 치세요.

[예시] 호텔에 (묶다 /(묵다)).

1. 나중에 (뵙겠습니다 / 벱겠습니다).
2. 손에 과자를 한 (움큼 / 웅큼) 집었다.
3. 봄에 개나리가 (활작 / 활짝) 피었다.
4. 물건을 제자리에 (갖다 / 갔다) 놓으렴.
5. 교통사고 (휴유증 / 후유증)으로 자주 어깨가 결린다.

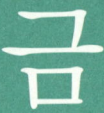

월   일

일기 쓰기

지난 일주일 동안 느꼈던 감정들을 아래에 제시된 단어를 이용하여 문장으로 써보세요.

걱정하다. 귀찮다. 당황스럽다. 감사하다. 기쁘다. 놀라다. 만족스럽다. 반갑다. 부럽다. 벅차다.
서운하다. 슬프다. 뿌듯하다. 사랑스럽다. 상쾌하다. 신나다. 안타깝다. 자랑스럽다. 재미있다. 즐겁다.
지루하다. 화나다. 짜증스럽다. 행복하다. 흐뭇하다. 홀가분하다. 후회스럽다. 감동하다. 좋다.

예) 주말에 손주들이 놀러와서 기분이 좋았고 손주들이 매우 사랑스러웠다.

운송수단 사람을 태우거나 물건을 실어서 보내는 것입니다. 따라 써보세요.

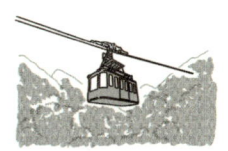
케이블카

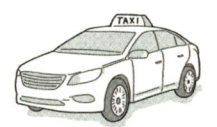
택시

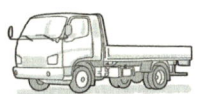
트럭(화물차)

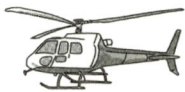
헬리콥터

매일의 계산 문제

1. 49 - 16 + 37 =
2. 19 × 32 + 76 =
3. 72 ÷ 4 + 43 =
4. 54 ÷ 9 × 6 =
5. 45 + 35 - 28 + 16 =
6. 18 × 17 - 92 + 26 =
7. 98 ÷ 7 + 84 - 39 =
8. 68 ÷ 34 × 14 + 75 =

이야기 기억

기억력

측두엽을 활성화시키는 기억력 훈련입니다

아래 이야기를 읽어보고 다른 색깔로 표시된 단어와 숫자를 기억해보세요.
뒷장을 넘겨서 기억한 단어와 숫자들을 적어보겠습니다.

뇌미인 '슈퍼에이저(SuperAgers)'의 뇌 건강 비결

10년 전과 비교하여 80대 노인의 비율이 2배 이상 늘었다. 나이가 들면서 이전보다 기억력 감퇴나 체력 저하 등을 경험하게 된다. 그런데 고령임에도 불구하고 젊은 뇌를 유지하는 사람들이 있다. 신체적, 정신적 질환 없이 건강하게 사는 80세 이상의 노인을 이른바, '슈퍼에이저(SuperAgers)'라고 부른다. 최근에 슈퍼에이저의 뇌 특징을 분석하고 건강한 생활습관 인자를 규명하면서, 치매를 예방하기 위한 연구들이 활발히 진행 중이다. 젊은 사람 못지않은 기억력을 자랑하는 슈퍼에이저들의 뇌 건강 비결은 이들의 생활습관에 답이 있다. 미국의 102세 스키 할아버지는 100세가 넘어서도 스키를 타기 위한 균형감각과 근력 등 신체적 능력을 유지하고 있다. 그는 아침부터 가벼운 달리기를 시작하고 종종 스트레칭과 근력 운동을 하는 등 평소에 많은 운동을 한다. 아울러 머리를 쓰기 위해 무언가 배우고자 노력하며, 컴퓨터 사용을 배우고 디지털 기기를 능숙하게 사용한다.

또 다른 슈퍼에이저인 이야기 들려주는 83세 할머니. 유치원에서 동화구연을 8년째 하고 있으며, 일주일에 동화책 한 권을 외워 아이들에게 이야기를 들려준다. 동화책 내용을 직접 손으로 쓰며 암기하고 휴대폰에 녹음해서 듣는 등 암기하기 위해 열심히 노력한다. 이뿐만 아니라 풍선아트를 배우며 평소 무언가 배우고자 노력한다. 하버드 의과대학 신경학과 연구팀에서 일반 노인과 슈퍼에이저의 뇌를 비교했을 때, 기억력을 담당하는 해마의 크기가 일반 노인보다 더 컸다. 그리고 과제를 수행하는 동안 전방대상피질(Anterior Cingulate Cortex)이 좀 더 활성화되었다. 이 부위는 어려움을 직면할 때 끈기, 인내를 담당하는 곳이다. 이러한 뇌의 차이가 인지저하 속도를 늦출 가능성이 있다. 평소 생활습관이 뇌에 복합적으로 영향을 미치는 만큼 건강한 생활습관을 유지하고 끊임없이 노력하는 게 중요하다.

— 참고 : KBS 생로병사의 비밀 720회 (2020.1.1) 신년기획 '시간을 거스른 사람들, 슈퍼에이저'

이야기 기억

월   일

앞서 기억한 이야기를 떠올리면서 빈칸에 알맞은 단어와 숫자들을 적어보세요.

뇌미인 'ㅅㅍㅇㅇㅈ(SuperAgers)'의 뇌 건강 비결

10년 전과 비교하여 80대 노인의 비율이 2배 이상 늘었다. 나이가 들면서 이전보다 기억력 감퇴나 체력 저하 등을 경험하게 된다. 그런데 고령임에도 불구하고 젊은 뇌를 유지하는 사람들이 있다. 신체적, 정신적 질환 없이 건강하게 사는 (   )세 이상의 노인을 이른바, 'ㅅㅍㅇㅇㅈ(SuperAgers)'라고 부른다. 최근에 ㅅㅍㅇㅇㅈ의 뇌 특징을 분석하고 건강한 생활습관 인자를 규명하면서, 치매를 예방하기 위한 연구들이 활발히 진행 중이다. 젊은 사람 못지않은 기억력을 자랑하는 슈퍼에이저들의 뇌 건강 비결은 이들의 ㅅㅎㅅㄱ에 답이 있다. 미국의 (   )세 ㅅㅋ 할아버지는 100세가 넘어서도 ㅅㅋ를 타기 위한 균형감각과 근력 등 신체적 능력을 유지하고 있다. 그는 아침부터 가벼운 달리기를 시작하고 종종 ㅅㅌㄹㅊ과 ㄱㄹ 운동을 하는 등 평소에 많은 운동을 한다. 아울러 머리를 쓰기 위해 무언가 배우고자 노력하며, ㅋㅍㅌ 사용을 배우고 디지털 기기를 능숙하게 사용한다.

또 다른 ㅅㅍㅇㅇㅈ인 이야기 들려주는 (   )세 할머니. 유치원에서 ㄷㅎㄱㅇ을 8년째 하고 있으며, 일주일에 동화책 한 권을 외워 아이들에게 이야기를 들려준다. 동화책 내용을 직접 손으로 쓰며 암기하고 휴대폰에 녹음해서 듣는 등 암기하기 위해 열심히 노력한다. 이뿐만 아니라 ㅍㅅㅇㅌ를 배우며 평소 무언가 배우고자 노력한다. ㅎㅂㄷ 의과대학 신경학과 연구팀에서 일반 노인과 슈퍼에이저의 뇌를 비교했을 때, 기억력을 담당하는 ㅎㅁ의 크기가 일반 노인보다 더 컸다. 그리고 과제를 수행하는 동안 전방대상피질(Anterior Cingulate Cortex)이 좀 더 활성화되었다. 이 부위는 어려움을 직면할 때 끈기, 인내를 담당하는 곳이다. 이러한 뇌의 차이가 인지저하 속도를 늦출 가능성이 있다. 평소 생활습관이 뇌에 복합적으로 영향을 미치는 만큼 건강한 생활습관을 유지하고 끊임없이 노력하는 게 중요하다.

상기하기

8주차 단어

1) 이번 주는 운송수단 대해 알아봤습니다. 다시 상기 해봅시다.
   아래 글자판에서 이번 주에 배운 운송수단 이름을 모두 찾아 동그라미 치세요.

자	동	구	소	비	행	기	열
오	토	급	구	방	레	차	기
소	방	차	헬	택	시	버	철
케	오	블	리	비	지	하	철
보	트	자	케	헬	리	터	자
시	열	동	이	버	자	전	거
바	기	택	블	게	동	레	미
이	구	시	카	가	차	잠	수

매일의 언어 문제

아래 제시된 초성을 보고 운송수단 이름을 맞혀보세요.

예: ㄱ 차 ➡ 기차

1 ㅈ 동 ㅊ
2 ㅂ ㅅ
3 ㅇ 토 ㅂ ㅇ
4 ㅈ 하 ㅊ
5 ㅂ ㅎ 기
6 ㅎ ㄹ 콥 ㅌ
7 ㅌ 시
8 ㅅ 방 ㅊ

즐거운 주말이 왔습니다

월   일

출발점에서 도착점까지 미로를 통과해보세요.

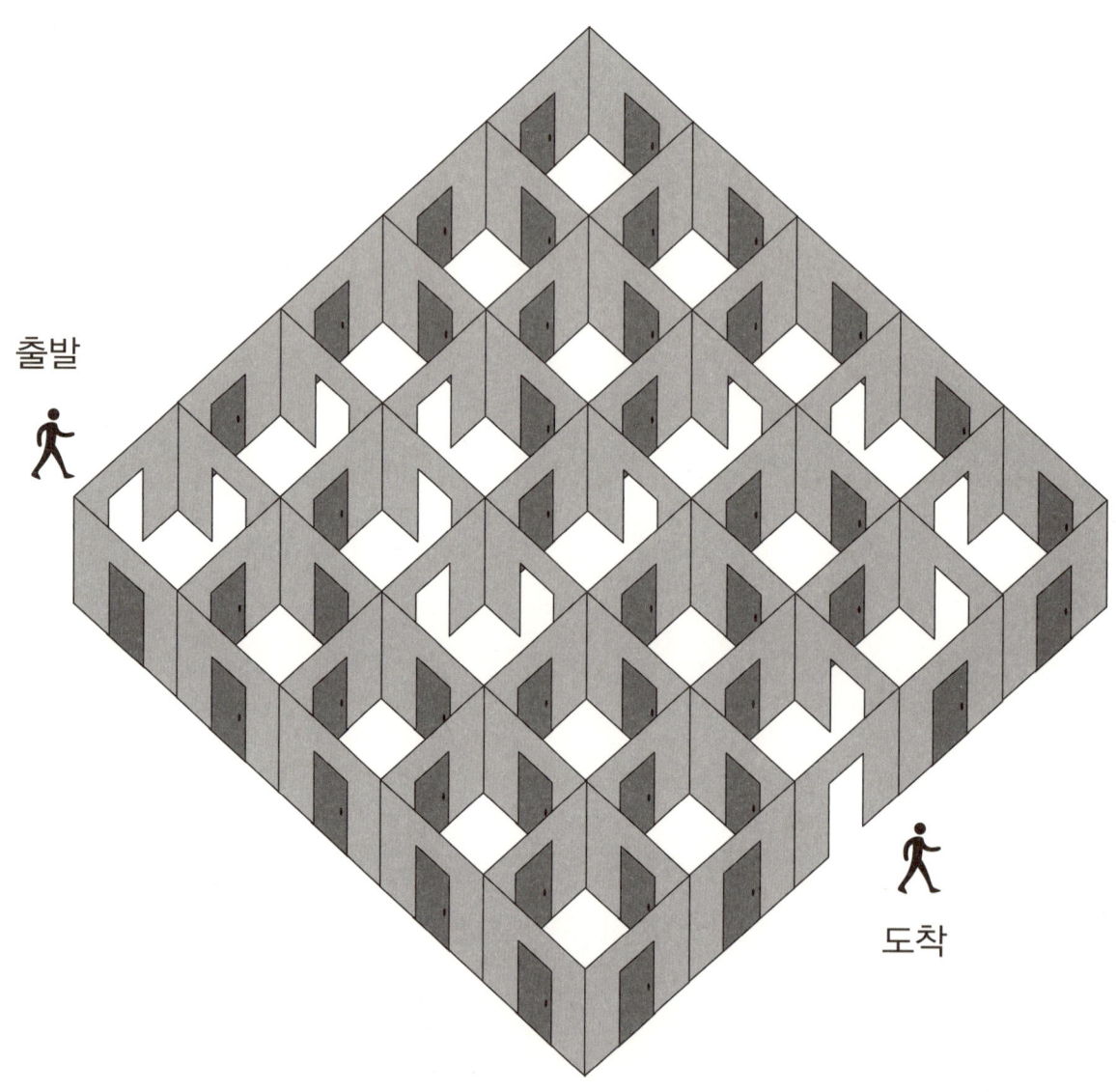

출발점에서 도착점까지 미로를 통과해보세요.

8주 정답

월

매일의 계산 문제

1. 9　2. 11　3. 71　4. 89
5. 94　6. 113　7. 849　8. 651

머릿속 한글 세상

사장	가로 선 3 개 / 세로 선 2 개	자전거	가로 선 7 개 / 세로 선 5 개
참외	가로 선 5 개 / 세로 선 6 개	단호박	가로 선 10 개 / 세로 선 9 개
햇빛	가로 선 5 개 / 세로 선 7 개	나팔꽃	가로 선 12 개 / 세로 선 11 개

매일의 언어 문제

[바] 바깥, 바꽃, 바늘, 바다, 바닥, 바대, 바둑, 바디, 바람, 바륨, 바른, 바리, 바보, 바쁘, 바삭, 바소, 바싹, 바위, 바자, 바지, 바짝, 바퀴, 바탕, 바통, 바투 … 등이 있습니다.

[반] 반감, 반경, 반달, 반대, 반도, 반등, 반라, 반려, 반말, 반면, 반문, 반박, 반복, 반사, 반성, 반영, 반응, 반장, 반주, 반지, 반짝, 반찬, 반추, 반품, 반항 … 등이 있습니다.

[발] 발간, 발급, 발기, 발단, 발달, 발동, 발랄, 발령, 발매, 발목, 발병, 발부, 발사, 발신, 발언, 발음, 발인, 발전, 발제, 발찌, 발췌, 발탁, 발표, 발현, 발화 … 등이 있습니다.

[방] 방공, 방광, 방금, 방긋, 방대, 방랑, 방류, 방목, 방문, 방법, 방비, 방사, 방생, 방수, 방아, 방어, 방울, 방위, 방전, 방지, 방침, 방탄, 방패, 방한, 방향 … 등이 있습니다.

화

우리나라 국경일

삼일절 : 3월 1일
현충일 : 6월 6일
제헌절 : 7월 17일
개천절 : 10월 3일
광복절 : 8월 15일
한글날 : 10월 9일

매일의 계산 문제

1. 5　2. 81　3. 27　4. 12
5. 28　6. 679　7. 684　8. 585

단어 찾고 계산하기

사슴 : 37 + 12 = 49
토끼 : 43 + 31 = 74
코끼리 : 11 + 21 + 26 = 68
코알라 : 11 + 34 + 16 = 61

매일의 언어 문제

작문, 작성, 작명, 작전, 작사, 작품, 작인, 작용, 작위, 작반, 작동, 가작, 가문, 가성, 가명, 가전, 가사, 가품, 가인, 가용, 가위, 가반, 가동, 문가, 문성, 문명, 문전, 문사, 문품, 문인, 문용, 성가, 성문, 성명, 성전, 성사, 성품, 성인, 성용, 성위, 성동, 명작, 명가, 명문, 명성, 명사, 명전, 명품, 명인, 명반, 명동, 전작, 전가, 전문, 전성, 전명, 전사, 전인, 전용, 전위, 전반, 전동, 사문, 사명, 사전, 사인, 사품, 사용, 사위, 사발, 사반, 인가, 인문, 인성, 인명, 인사, 인품, 인용, 인위, 인동, 품작, 품성, 품명, 품사, 품위, 용작, 용문, 용성, 용명, 용전, 용사, 용인, 용품, 용동, 위작, 위문, 위성, 위명, 위전, 위사, 위인, 위품, 위용, 위반, 반작, 반가, 반문, 반성, 반전, 반인, 반품, 반위, 반동, 동작, 동문, 동성, 동명, 동전, 동사, 동인, 동용, 동위, 동반 … 등이 있습니다.

8주 정답

매일의 계산 문제

① 24 ② 84 ③ 208 ④ 156

⑤ 504 ⑥ 2738 ⑦ 1972 ⑧ 5412

수

칠교놀이 1

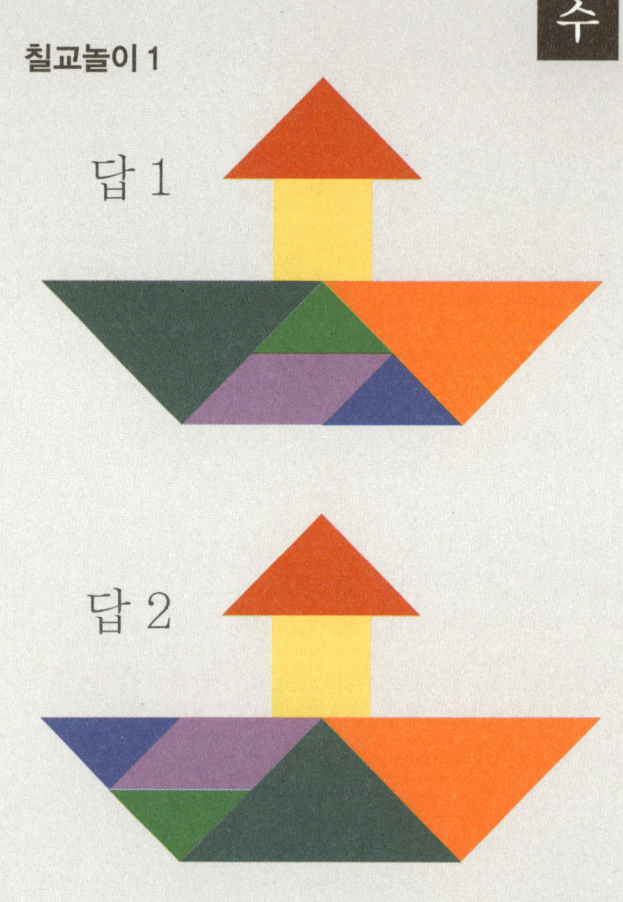

답 1

답 2

목

매일의 계산 문제

① 7 ② 13 ③ 19 ④ 93

⑤ 4 ⑥ 31 ⑦ 29 ⑧ 72

시계 문제

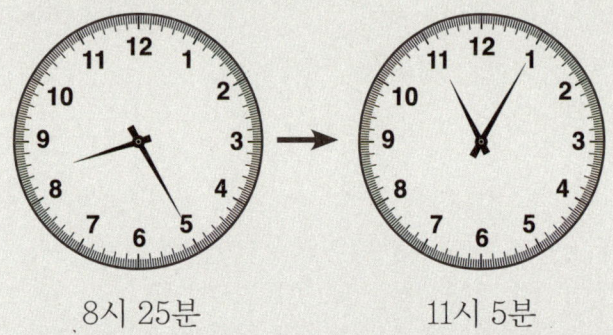

8시 25분   11시 5분

무게 비교

4.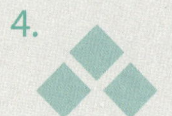

매일의 언어 문제

1. 나중에 (**뵙겠습니다** / 뱁겠습니다).
2. 손에 과자를 한 (움큼 / **웅큼**) 집었다.
3. 봄에 개나리가 (활작 / **활짝**) 피었다.
4. 물건을 제자리에 (**갖다** / 갔다) 놓으렴.
5. 교통사고 (휴유증 / **후유증**)으로 자주 어깨가 결린다.

매일의 계산 문제

① 70 ② 684 ③ 61 ④ 36

⑤ 68 ⑥ 240 ⑦ 59 ⑧ 103

이야기 기억

139페이지 참고

금

상기하기

1.

자	동	구	소	비	행	기	열
오	토	급	구	방	레	차	기
소	방	차	헬	택	시	버	철
케	오	블	리	비	지	하	철
보	트	자	케	헬	리	터	자
시	열	동	이	버	자	전	거
바	기	택	블	게	동	레	미
이	구	시	카	가	차	잠	수

매일의 언어 문제

1. 자동차 2. 버스 3. 오토바이 4. 지하철
5. 비행기 6. 헬리콥터 7. 택시 8. 소방차

미로 찾기

주말

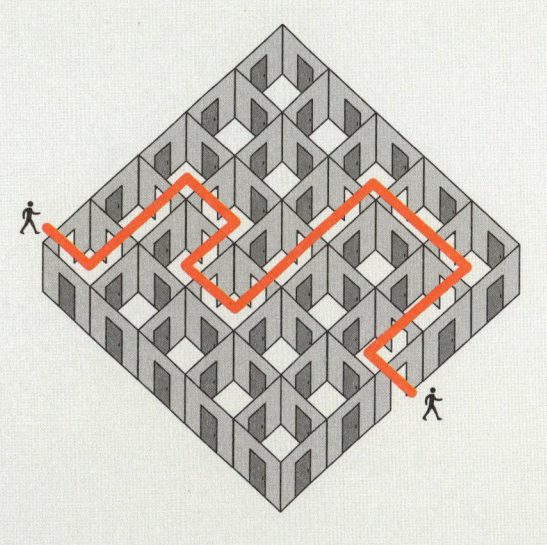

9

뇌미인 트레이닝 베이직

아홉째 주

월

월   일

일기 쓰기

자유롭게 빈칸을 채워서 일기를 완성해 보세요.

- 오늘은 _____ 년 _____ 월 _____ 일 _____ 요일이다.
- 지난주에 가장 신났던 일은 _____ 이었다.
- 어제 _____ 와/과 함께 저녁 식사로 _____ 을/를 먹었다.
- 오늘은 _____ 와/과 함께 점심 식사로 _____ 을/를 먹었다.
- 이번 달에 중요한 행사는 _____ 이다.

간식거리 즐겨먹는 간식입니다. 그림을 보고 따라 써보세요.

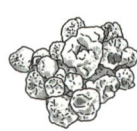	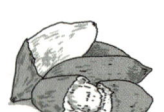	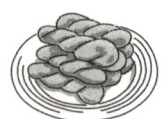	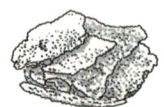
강냉이	군고구마	꽈배기	누룽지

매일의 계산 문제

1) 4 + 4
2) 5 + 8
3) 79 + 4
4) 26 + 71
5) 38 + 27
6) 64 + 59
7) 487 + 372
8) 569 + 174

숫자 찾아 연결하기

주의집중력

전두엽을 활성화시키는 주의집중력 훈련입니다

홀수를 찾아보세요. 색칠한 것을 연결했을 때 어떤 숫자가 나오는지 맞혀보세요.
(힌트: 홀수의 끝자리 수는 1, 3, 5, 7, 9입니다)

10	62	106	86	34	100	46	22	134	56
94	13	87	63	122	71	130	5	92	110
54	70	12	151	36	29	144	49	118	74
2	128	64	99	72	53	20	87	66	8
126	73	41	85	50	61	3	93	11	132
44	127	96	18	104	82	38	137	24	48
150	69	40	112	52	146	120	75	84	116
68	7	59	33	136	4	58	9	76	6
98	26	60	16	154	88	32	148	42	90
14	80	124	78	114	28	138	30	108	142

매일의 언어 문제

'사' 로 시작하는 두 글자 단어를 5개 이상 적어보세요.

사슴

'산' 으로 시작하는 두 글자 단어를 5개 이상 적어보세요.

산술

'삼' 으로 시작하는 두 글자 단어를 5개 이상 적어보세요.

삼치

'상' 으로 시작하는 두 글자 단어를 5개 이상 적어보세요.

상자

화

월   일

나의 가족

아래 〈표〉에 가족의 집 주소와 전화번호를 적어보세요.

가족이름	관계	집주소	집 전화 / 휴대폰 번호
예) 심순애	큰딸	경기도 의정부시 민락동 214번지	010-2345-6780

간식거리 즐겨먹는 간식입니다. 그림을 보고 따라 써보세요.

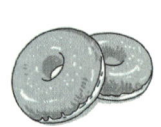
도넛

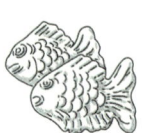
붕어빵

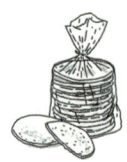
뻥튀기

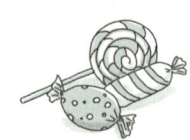
사탕

매일의 계산 문제

① 9 − 2

② 54 − 3

③ 67 − 8

④ 76 − 53

⑤ 41 − 23

⑥ 134 − 82

⑦ 564 − 326

⑧ 945 − 587

숫자 계산

계산력

왼쪽 두정엽을 활성화시키는 계산력 훈련입니다

〈예시〉처럼 빈 네모 상자 안에 들어갈 알맞은 숫자를 넣어서 아래 계산식을 완성해보세요.

〈예시〉 13 + ? + 19 = 49
49 - 13 - 19 = 17

1) 12 + 28 + ☐ = 62

2) 23 + ☐ + 36 = 74

3) ☐ + 25 + 17 = 81

매일의 언어 문제

두 글자씩 짝을 지어 단어를 만들어보세요. (글자 중복 사용가능)

감 주 아 상
방 부 유 모
　 담 　 대
화 기 도

주부　　　　기도

수

월 일

일기 쓰기

자유롭게 빈칸을 채워서 일기를 완성해 보세요.

· 오늘은 .... 월 .... 일 .... 요일이며, 날씨는 .... 다.
· 어제 .... 시에 .... 와/과 함께 .... 을/를 했다.
· 오늘 점심에 .... 에 가서 .... 을/를 했다.
· 오늘 가장 재미있었던 일은 .... 이다.
· 내일은 .... 을/를 사고, ... 을/를 먹을 것이다.

간식거리 즐겨먹는 간식입니다. 그림을 보고 따라 써보세요.

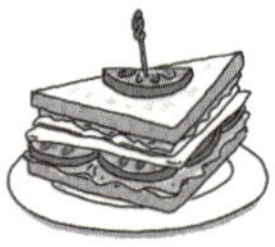	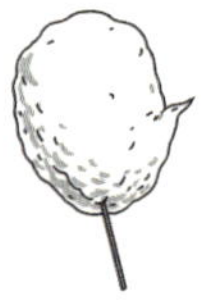	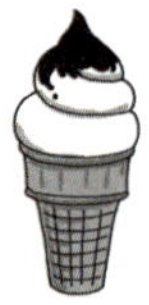	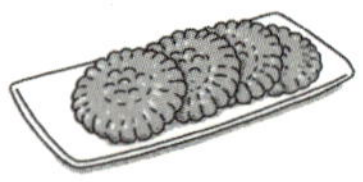
샌드위치	솜사탕	아이스크림	약과

매일의 계산 문제

① 6×2

② 13×3

③ 93×2

④ 74×5

⑤ 12×24

⑥ 46×34

⑦ 637×8

⑧ 173×88

글자 회전

시공간 능력

오른쪽 두정엽을 활성화시키는 시공간 능력 훈련입니다

〈예시〉와 같이 글자를 180도로 회전하여 적어보세요.
앞에 사람이 앉아 있다 생각하고, 앞 사람이 봤을 때 올바른 방향의 글자가 되도록
생각하면서 적어보세요. 옅은 선은 따라 써보고 나머지 글자는 직접 써보세요.

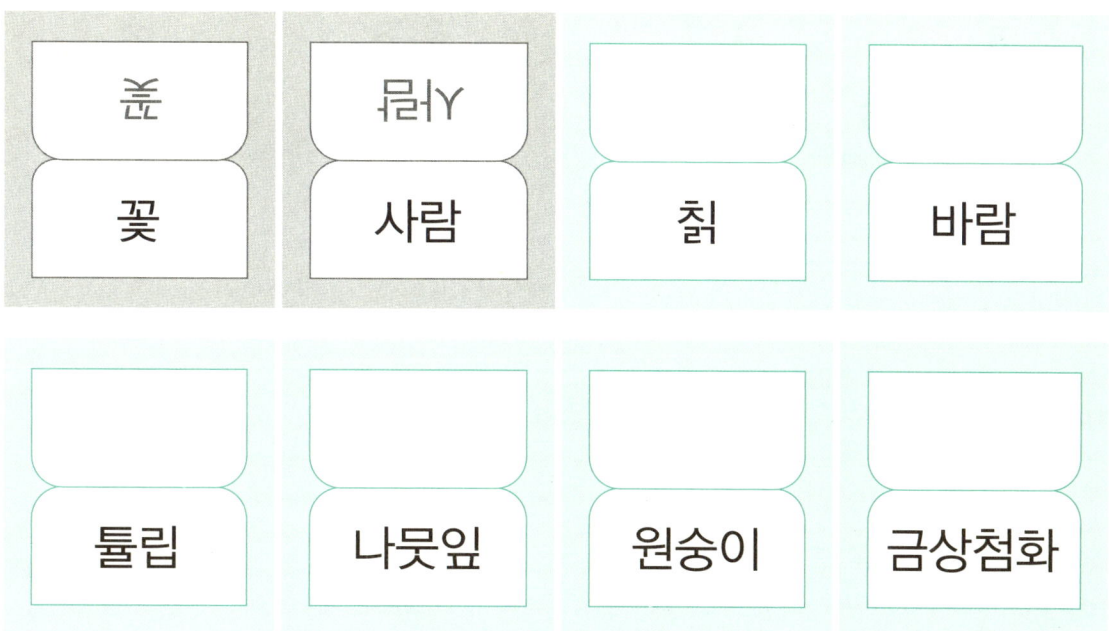

매일의 언어 문제

문맥을 파악하여 아래 빈 칸에 들어갈 속담을 맞혀보세요.

1 (ㄱ래 ㅆㅇ에 ㅅㅇ등 ㅌㅈㄷ)고 부모님이 싸우는 바람에 여행을 못 가게 됐어.

2 (ㅈㄹ 보고 ㄴㄹ 가ㅅ 솥ㄸㄲ 보고 ㄴㄹㄷ)고 긴 밧줄만 봐도 뱀같아서 놀란다.

3 (ㄷㄷ이 제 ㅂ ㅈㄹ다)고 아무 얘기도 안 했는데 그렇게 화를 내니 이상하다.

4 (ㅂㅈ장도 맞ㄷㅁ 낫다)고 여러 사람이 힘을 합치면 일이 빨리 해결될 거야.

5 (ㅂ 없는 ㅁ이 ㅊㄹ 간다)더니 전학 간다는 소식이 벌써 학교에 퍼졌어.

목

시계 문제 아래 시계가 몇 시 몇 분을 가리키고 있는지 시간을 적어보세요.

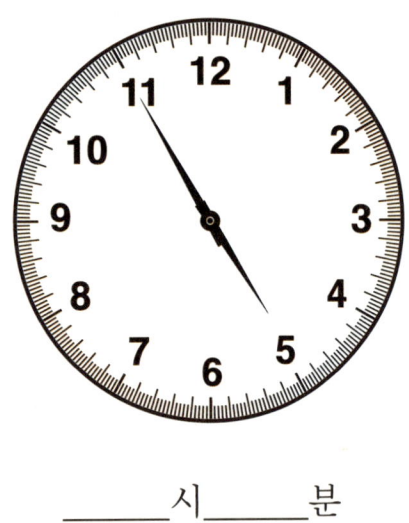
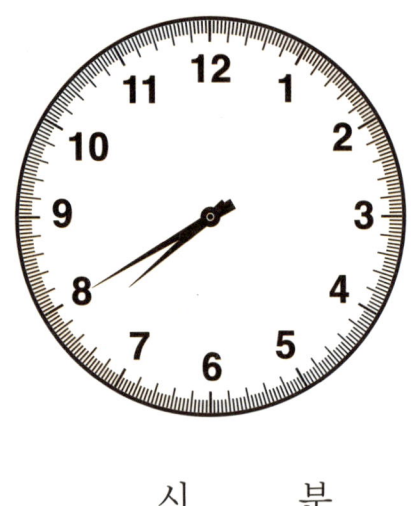

_____시_____분   _____시_____분

간식거리 즐겨먹는 간식입니다. 그림을 보고 따라 써보세요.

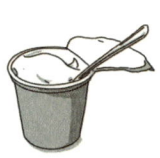
요구르트

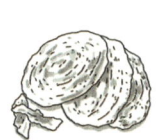
쥐포

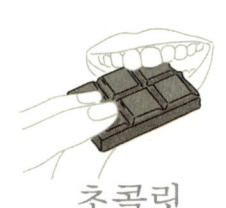
초콜릿

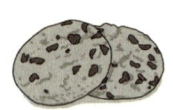
쿠키

매일의 계산 문제

1. 3)18
2. 2)46
3. 2)98
4. 5)160

5. 63 ÷ 9 =
6. 55 ÷ 5 =
7. 76 ÷ 4 =
8. 322 ÷ 7 =

스도쿠

전두엽 기능

전두엽을 활성화시키는 집행기능 훈련입니다

아래 표에 있는 각 [가로 줄], [세로 줄], 굵은 테두리로 둘러싸인
[작은 6칸의 네모]에 1부터 6까지의 숫자를 겹치지 않게 한 번씩 채워 넣으세요.
(힌트: 가로 줄, 세로 줄에서 빈칸이 적은 줄부터 숫자를 찾아 넣어보세요)

	1	3	5	2	6
3			6		
	6	1		5	
	3		1	6	
		6			5
6	4	5	2	3	

매일의 언어 문제

알맞은 맞춤법을 찾아 동그라미 치세요.

[예시] 호텔에 (묶다 / **묵다**).

1 병원에서 주사를 (맡았다 / 맞았다).
2 (빗자루 / 빚자루) 로 마당을 쓸다.
3 친구와 함께 (닭개장 / 닭계장)을 만들었다.
4 그는 이 지역에서 유명한 (양복장이 / 양복쟁이)이다.
5 옷에 흙이 (뭍다 / 묻다).

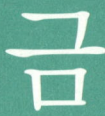

금

월   일

일기 쓰기

자유롭게 빈칸을 채워서 일기를 완성해 보세요.

· 오늘은 _____월 _____일 _____요일이며, 계절은 _____이다.
· 이번 한 주 동안 _____, _____, _____을/를 만났다.
· 이번 주에 가장 재미있었던 일은 _____이었다.
· 이번 주말에는 _____에서 _____와/과 함께 _____을/를 할 것이다.
· 다음 주에 중요한 행사는 _____이/가 있다.

간식거리 즐겨먹는 간식입니다. 그림을 보고 따라 써보세요.

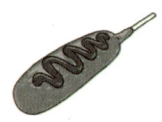	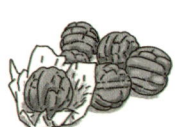	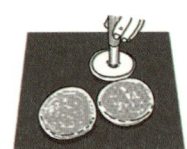	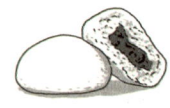
핫도그	호두과자	호떡	호빵

매일의 계산 문제

① 95 - 29 + 22 =

② 47 × 21 - 64 =

③ 81 ÷ 9 + 77 =

④ 64 × 8 ÷ 4 =

⑤ 66 + 14 + 26 - 47 =

⑥ 42 × 15 + 64 - 87 =

⑦ 68 ÷ 2 - 17 + 55 =

⑧ 28 × 17 ÷ 7 + 34 =

글자와 위치 기억하기

기억력

측두엽을 활성화시키는 기억력 훈련입니다

가로, 세로 문제 뜻풀이에서 설명하고 있는 알맞은 운동경기를 아래 표 빈칸에 넣어보세요. 빈칸을 모두 채운 후, 각 운동 경기의 위치를 기억해 보세요. 뒷장을 넘겨서 기억한 운동경기 이름들을 적어보겠습니다.

	1 배				
					2
	3 리		4		링
					5
			6		도

가로 문제 뜻풀이

1. 네트를 중앙에 두고 라켓으로 셔틀콕을 쳐서 네트를 넘기는 운동
4. 매트 위에서 맨손으로 맞붙어 상대의 양 어깨를 바닥에 닿게 하면 점수를 따는 경기
6. 우리나라 고유의 전통무예를 바탕으로 창시한 운동으로 손과 발을 주로 사용함

세로 문제 뜻풀이

1. 네트를 사이에 두고 두 팀이 손으로 공을 치고 받아, 상대편 코트 안으로 공을 떨어뜨림으로써 승부를 겨룸
2. 공을 굴려서 목표지점에 놓여있는 열 개의 핀을 많이 쓰러뜨리는 경기
3. 줄, 후프, 공, 곤봉, 리본을 이용하여 음악에 맞추어 신체 율동을 표현하는 여자 체조 경기
5. 죽도로 상대방의 특정부위를 때리거나 찔러서 승패를 겨루는 경기

글자와 위치 기억하기

기억해볼까요? 앞서 기억한 운동경기 이름들을 아래 표의 알맞은 위치에 넣어보세요.

¹배				
				²
	³리		⁴		링
				⁵
			⁶		도

매일의 언어 문제

아래 제시된 초성을 보고 간식 이름을 맞혀보세요.

예: ㅅㅌ → **사탕**

1. ㅇㅇㅅ크림
2. ㅂㅇ빵
3. ㄱ고ㄱㅁ
4. ㄱ냉ㅇ
5. ㅎ떡
6. ㄲ배ㄱ
7. ㅇ과
8. ㅅㅅ탕

상기하기

1주차 단어

1) 이번 주는 간식거리에 대해 알아봤습니다. 다시 상기 해봅시다.
이번 주에 배운 간식거리 이름을 생각나는대로 최대한 많이 적어보세요.

사탕

2) 아래 글자판에서 이번 주에 배운 간식거리 이름을 모두 찾아 동그라미 치세요.

쿠	도	뻥	쥐	꽈	쥐	포	솜
핫	과	튀	파	사	기	샌	드
꽈	배	기	약	호	두	과	자
아	탕	붕	누	떡	군	고	도
누	룽	지	자	강	뻥	배	요
구	쿠	아	이	넛	사	탕	구
초	키	마	강	냉	이	솜	르
사	남	초	콜	릿	가	리	트

즐거운 주말이 왔습니다

아름다운 名詩를 감상해보세요. 소리내어 읽어 보면 더 좋습니다.

장미 한 송이

— 용혜원 —

장미 한송이 드릴
님이 있으면 행복하겠습니다.

화원에 가득한 꽃
수 많은 사람이 무심코 오가지만
내 마음은 꽃 가까이
그리운 사람을 찾습니다.

무심한 사람들속에
꽃을 사랑하는 사람은
행복한 사람입니다.

장미 한다발이 아닐지라도
장미 한송이 사들고
찾아갈 사람이 있는 이는 행복한
사람입니다.

꽃을 받는 이는
사랑하는님이 있어 더욱 행복하겠습니다.

9주 정답

매일의 계산 문제

1. 8
2. 13
3. 83
4. 97
5. 65
6. 123
7. 859
8. 743

숫자 찾아 연결하기 　　　　　　　월

10	62	106	86	34	100	46	22	134	56
94	13	87	63	122	71	130	5	92	110
54	70	12	151	36	29	144	49	118	74
2	128	64	99	72	53	20	87	66	8
126	73	41	85	50	61	3	93	11	132
44	127	96	18	104	82	38	137	24	48
150	69	40	112	52	146	120	75	84	116
68	7	59	33	136	4	58	9	76	6
98	26	60	16	154	88	32	148	42	90
14	80	124	78	114	28	138	30	108	142

매일의 언어 문제

[사] 사건, 사기, 사내, 사냥, 사담, 사돈, 사람, 사랑, 사례, 사막, 사명, 사물, 사발, 사범, 사상, 사설, 사업, 사용, 사장, 사전, 사찰, 사촌, 사탕, 사포, 사회 … 등이 있습니다.

[산] 산골, 산국, 산달, 산뜻, 산란, 산림, 산만, 산문, 산발, 산보, 산부, 산성, 산소, 산수, 산악, 산업, 산장, 산재, 산지, 산출, 산통, 산포, 산행, 산호, 산화 … 등이 있습니다.

[삼] 삼가, 삼각, 삼고, 삼다, 삼대, 삼류, 삼림, 삼매, 삼면, 삼박, 삼반, 삼베, 삼생, 삼성, 삼순, 삼엄, 삼업, 삼연, 삼장, 삼재, 삼족, 삼청, 삼촌, 삼투, 삼합 … 등이 있습니다.

[상] 상관, 상기, 상납, 상념, 상담, 상대, 상록, 상륙, 상명, 상무, 상봉, 상부, 상상, 상세, 상업, 상용, 상장, 상징, 상찰, 상추, 상투, 상패, 상품, 상호, 상환 … 등이 있습니다.

매일의 계산 문제　　　　　　　　　화

1. 7
2. 51
3. 59
4. 23
5. 18
6. 52
7. 238
8. 358

숫자 계산

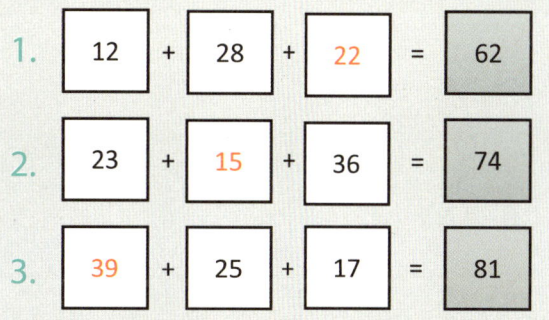

1. 12 + 28 + 22 = 62
2. 23 + 15 + 36 = 74
3. 39 + 25 + 17 = 81

매일의 언어 문제

기아, 기주, 기부, 기유, 기방, 기대, 기모, 기담, 기감, 기상, 기화, 아기, 아주, 아부, 아유, 아담, 주아, 주기, 주부, 주유, 주방, 주모, 주담, 주도, 주상, 주화, 부아, 부기, 부유, 부대, 부모, 부담, 부도, 부감, 부상, 부화, 유아, 유기, 유부, 유방, 유대, 유모, 유도, 유감, 유상, 유화, 방아, 방기, 방주, 방부, 방대, 방모, 방담, 방도, 방화, 대아, 대기, 대부, 대유, 대방, 대모, 대담, 대도, 대감, 대상, 대화, 모아, 모기, 모주, 모유, 모방, 모상, 모화, 담기, 담부, 담대, 담도, 담화, 도기, 도주, 도부, 도모, 도감, 도상, 도화, 감기, 감주, 감방, 감모, 감도, 감상, 감화, 상아, 상기, 상주, 상부, 상방, 상대, 상모, 상담, 상도, 상화, 화기, 화주, 화방, 화대, 화담, 화도, 화상 … 등이 있습니다.

9주 정답

매일의 계산 문제

① 12 ② 39 ③ 186 ④ 370

⑤ 288 ⑥ 1564 ⑦ 5096 ⑧ 15224

글자 회전 | 수

| 꽃 | 사람 | 취 | 바람 |
| 튤립 | 나뭇잎 | 원숭이 | 금상첨화 |

매일의 언어 문제

1. 고래 싸움에 새우 등 터진다
2. 자라 보고 놀란 가슴 솥뚜껑 보고 놀란다
3. 도둑이 제 발 저린다
4. 백지장도 맞들면 낫다
5. 발 없는 말이 천 리 간다

시계 문제 | 목

4시 55분 / 7시 40분

매일의 계산 문제

① 6 ② 23 ③ 49 ④ 32

⑤ 7 ⑥ 11 ⑦ 19 ⑧ 46

스도쿠

4	1	3	5	2	6
3	5	2	6	1	4
2	6	1	4	5	3
5	3	4	1	6	2
1	2	6	3	4	5
6	4	5	2	3	1

매일의 언어 문제

1. 병원에서 주사를 (맡았다 / **맞았다**).
2. (**빗자루** / 빚자루) 로 마당을 쓸다.
3. 친구와 함께 (닭개장 / **닭계장**)을 만들었다.
4. 그는 이 지역에서 유명한 (**양복장이** / 양복쟁이)이다.
5. 옷에 흙이 (뭍다 / **묻다**).

금

매일의 계산 문제

① 88 ② 923 ③ 86 ④ 128

⑤ 59 ⑥ 607 ⑦ 72 ⑧ 102

글자와 위치 기억하기

¹배	드	민	턴		
구					²볼
	³리		⁴레	슬	링
	듬				
	체				⁵검
	조		⁶태	권	도

매일의 언어 문제

1. 아이스크림 2. 붕어빵 3. 군고구마 4. 강냉이 5. 호떡 6. 꽈배기 7. 약과 8. 솜사탕

상기하기

1. 강냉이, 군고구마, 꽈배기, 누룽지, 도넛, 붕어빵, 뻥튀기, 샌드위치, 솜사탕
아이스크림, 약과, 요구르트, 쥐포, 초콜릿, 쿠키, 핫도그, 호두과자, 호떡, 호빵

2.

쿠	도	뻥	쥐	꽈	쥐	포	솜
핫	과	튀	파	사	기	샌	드
꽈	배	기	약	호	두	과	자
아	탕	붕	누	떡	군	고	도
누	룽	지	자	강	뻥	배	요
구	쿠	아	이	넛	사	탕	구
초	키	마	강	냉	이	솜	르
사	남	초	콜	릿	가	리	트

10
뇌미인 트레이닝 베이직

열째 주

월

월   일

일기 쓰기

지난 일주일 동안 느꼈던 감정들을 아래에 제시된 단어를 이용하여 문장으로 써보세요.

걱정하다. 귀찮다. 당황스럽다. 감사하다. 기쁘다. 놀라다. 만족스럽다. 반갑다. 부럽다. 벅차다.
서운하다. 슬프다. 뿌듯하다. 사랑스럽다. 상쾌하다. 신나다. 안타깝다. 자랑스럽다. 재미있다. 즐겁다.
지루하다. 화나다. 짜증스럽다. 행복하다. 흐뭇하다. 홀가분하다. 후회스럽다. 감동하다. 좋다.

예) 나는 지난주 수요일에 친구와 함께 등산을 가서 기분이 매우 상쾌했다.

떡 한국의 떡입니다. 그림을 보고 따라 써보세요.

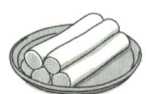
가래떡

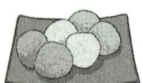
경단

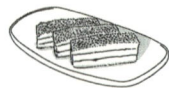
깨찰편

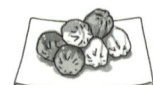
꿀떡

매일의 계산 문제

1) 6 + 2

2) 7 + 7

3) 57 + 5

4) 64 + 35

5) 39 + 14

6) 59 + 97

7) 294 + 643

8) 647 + 176

같은 글자 찾기

주의집중력

전두엽을 활성화시키는 주의집중력 훈련입니다

글자 표 안에서 가로와 세로 중, **'다리미'** 를 모두 찾아 동그라미 표시하세요.
대각선은 제외하며, 가로와 세로는 겹쳐도 가능합니다. (정답은 예시 포함하여 총 13개)

도	루	다	로	다	다	러	마	더	다
라	더	리	모	다	라	다	리	미	리
다	리	미	다	리	다	라	무	도	미
라	다	도	미	미	루	모	라	마	다
미	리	무	로	다	리	미	도	다	로
리	모	라	다	리	미	다	다	라	미
다	리	미	리	마	라	더	리	마	루
리	다	리	다	리	더	라	미	로	다
미	무	다	리	미	리	도	모	다	리
다	리	도	다	리	마	리	다	리	미

매일의 언어 문제

'아'로 시작하는 두 글자 단어를 5개 이상 적어보세요.

아이

'악'으로 시작하는 두 글자 단어를 5개 이상 적어보세요.

악단

'안'으로 시작하는 두 글자 단어를 5개 이상 적어보세요.

안개

'암'으로 시작하는 두 글자 단어를 5개 이상 적어보세요.

암시

화

월   일

옛 친구들

당시 사귀었던 친구들의 이름을 적어보세요.

| 어린시절 / 초등학교 | 학창시절 / 중.고등학교 |

| 성인기 / 대학교 이후 | 최근 |

떡 한국의 떡입니다. 그림을 보고 따라 써보세요.

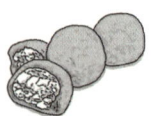 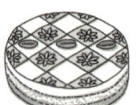 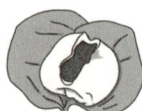 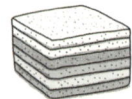

두텁떡   떡케이크   망개떡   무지개떡

매일의 계산 문제

① 8 − 6

② 66 − 4

③ 41 − 3

④ 69 − 25

⑤ 73 − 35

⑥ 257 − 38

⑦ 808 − 447

⑧ 613 − 464

무게 계산

계산력

왼쪽 두정엽을 활성화시키는 계산력 훈련입니다

아래 표에는 도형들의 무게가 제시되어 있습니다. 저울에 있는 도형들의 총 무게를 계산하여 적어보세요.

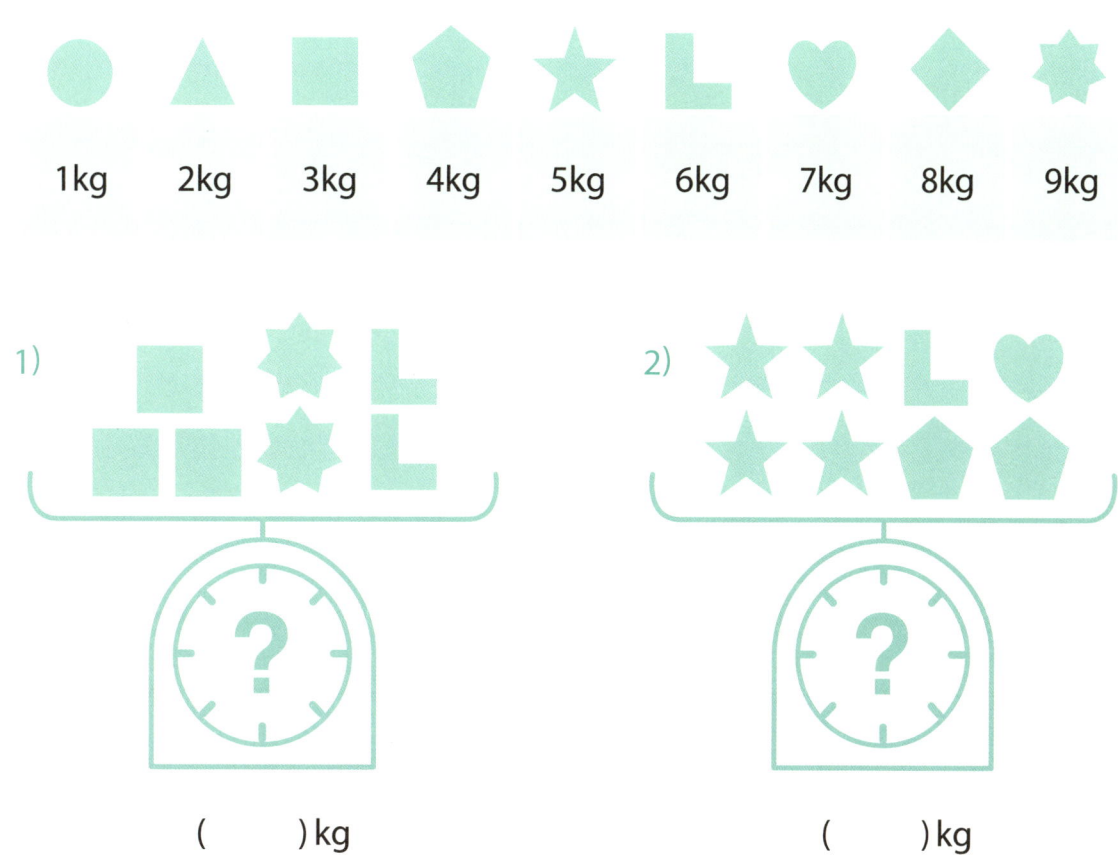

1) (   ) kg

2) (   ) kg

매일의 언어 문제

두 글자씩 짝을 지어 단어를 만들어보세요. (글자 중복 사용가능)

보 정 전 교
악 수 단 학
어 칙 원 방
           법

수단   방법

169

수

월   일

일기 쓰기

자유롭게 빈칸을 채워서 일기를 완성해 보세요.

- 오늘은 _____ 월 _____ 일 _____ 요일이며, 아침 _____ 시에 기상했다.
- 어제 참 재미있었던 일은 _____ 이었다.
- 오늘 낮에 _____ 에 가서 _____ 을/를 했다.
- 오늘 본 TV 방송 중에서 _____ 이/가 제일 재미있었다.
- 내일 _____ 시에 _____ 약속이 있다.

떡 한국의 떡입니다. 그림을 보고 따라 써보세요.

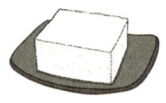 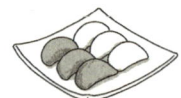 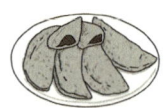 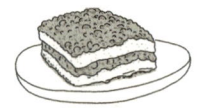

| 백설기 | 송편 | 수수부꾸미 | 시루떡 |

매일의 계산 문제

① 9 × 3

② 34 × 2

③ 65 × 6

④ 89 × 6

⑤ 33 × 13

⑥ 76 × 46

⑦ 468 × 6

⑧ 755 × 23

도형 회전

시공간 능력

오른쪽 두정엽을 활성화시키는 시공간 능력 훈련입니다

아래 〈예시〉처럼 같은 모양의 도형들이 일정한 방향으로 회전되어 있습니다.
회전된 4개의 도형 중에 색깔 토막의 위치가 다른 도형 하나를 찾아보세요.

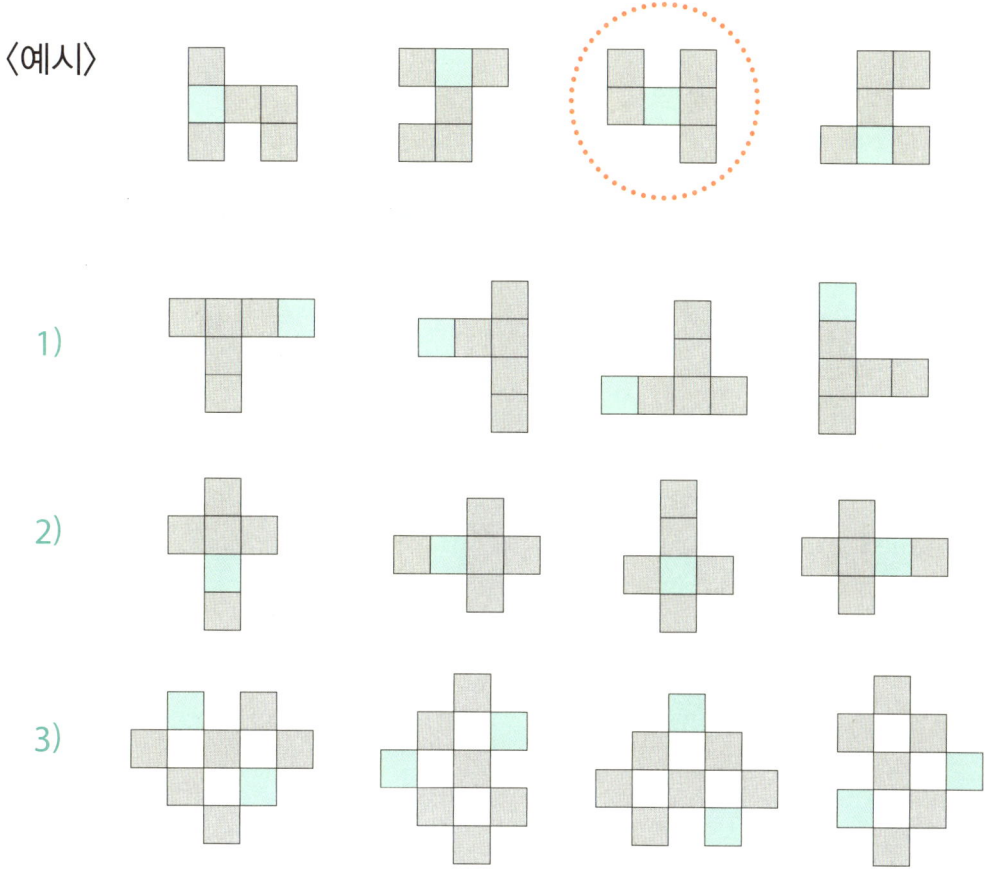

매일의 언어 문제

문맥을 파악하여 아래 빈 칸에 들어갈 속담을 맞혀보세요.

1 (ㅅㄱ이 많ㅇㅁ ㅂ가 ㅅ으로 ㄱ다)더니 서로 자기 주장만 하니 일이 안된다.

2 운동을 하면 기분이 좋아지고 몸도 튼튼해지니 (ㄲ 먹ㄱ ㅇㅁ기)지!

3 (공ㄷㅌ이 무ㄴㅈㄹ), 열심히 공부했으니까 시험에 합격할 거야.

4 (ㄴ의 ㄸ이커 ㅂㅇㄷ)고 동생의 장난감이 더 좋아 보인다.

5 (ㅇ번 ㅉㅇ 아니 ㄴㅇ가는 ㄴㅁ 없다)는 말처럼 실패했다고 좌절하지
   말고 여러 번 도전해봐.

목

월   일

시계 그리기   아래 제시된 시간을 시침과 분침으로 표시보세요.

1)   3시 30분   2)   8시 25분

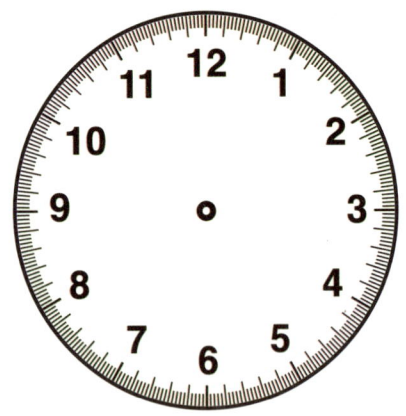   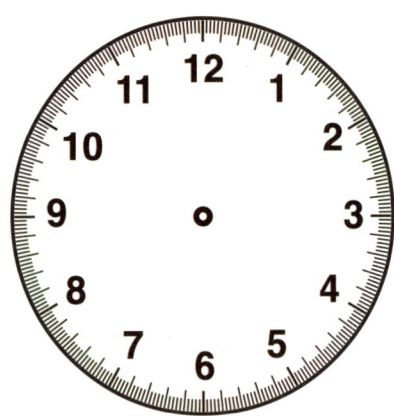

떡 한국의 떡입니다. 그림을 보고 따라 써보세요.

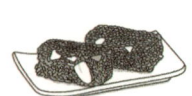	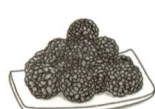	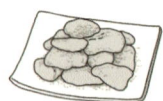	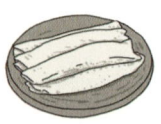
약식(약밥)	오메기 떡	인절미	전병

매일의 계산 문제

1) 4)‾32   2) 2)‾62   3) 7)‾84   4) 6)‾192

5) 63 ÷ 7 =   6) 33 ÷ 3 =   7) 52 ÷ 2 =   8) 344 ÷ 4 =

규칙 전환

전두엽 기능

전두엽을 활성화시키는 집행기능 훈련입니다

한자는 앞 순서 요일에, 한글은 뒤 순서 요일에 동그라미 표시하세요.
(요일 순서는 월(月), 화(火), 수(水), 목(木), 금(金), 토(土), 일(日) 입니다)
앞에서부터 순서대로 가능한 빨리 해보세요.

火 水	월 목

火 木	목 수	월 화	日 金
일 토	金 火	木 土	일 월
水 月	목 금	土 金	木 水
금 일	木 月	수 화	日 土
목 수	火 金	土 日	월 수
木 月	토 수	水 月	목 화
금 토	水 火	일 목	金 木

매일의 언어 문제

알맞은 맞춤법을 찾아 동그라미 치세요.

[예시] 호텔에 (묶다 / **묵다**).

1 간식으로 (떡뽁기 / 떡볶이)를 먹었다.
2 코를 벌름거리며 냄새를 (맡다 / 맞다).
3 (반드시 / 반듯이) 내일까지 제출해 주세요.
4 방에 있는 쓰레기를 (쓰레받이 / 쓰레받기)에 쓸어 담았다.
5 그는 (멋쟁이 / 멋장이)다.

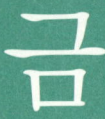

월   일

일기쓰기

자유롭게 빈칸을 채워서 일기를 완성해 보세요.

· 오늘은 _____월 _____일 _____요일이며, 아침 _____시에 기상했다.
· 이번 한주 동안 _____, _____, _____, _____을/를 샀다.
· 이번 주 월요일부터 금요일까지 총 쓴 돈은 _____원이다.
· 이번 주말에는 외식으로 _____을/를 먹을 계획이다.
· 다음 주에 가장 기대되는 일은 _____이다.

떡 한국의 떡입니다. 그림을 보고 따라 써보세요.

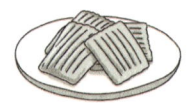	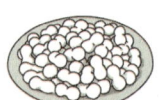	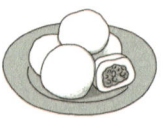	
절편	조랭이 떡	찹쌀떡	화전

매일의 계산 문제

① 21 + 85 - 24 =

② 39 × 28 - 49 =

③ 94 ÷ 2 - 34 =

④ 45 ÷ 3 × 9 =

⑤ 79 - 47 + 32 - 19 =

⑥ 32 × 24 - 88 + 49 =

⑦ 96 ÷ 6 + 48 - 14 =

⑧ 19 × 27 ÷ 9 + 68 =

바둑 위치 기억하기

기억력

측두엽을 활성화시키는 기억력 훈련입니다

아래 바둑판에 있는 각 바둑알의 위치를 기억해보세요. 흑돌과 백돌의 순서를 기억해보면 쉽게 기억할 수 있을 거예요. 뒷장으로 넘겨서 기억한 바둑알의 위치를 그려보세요.

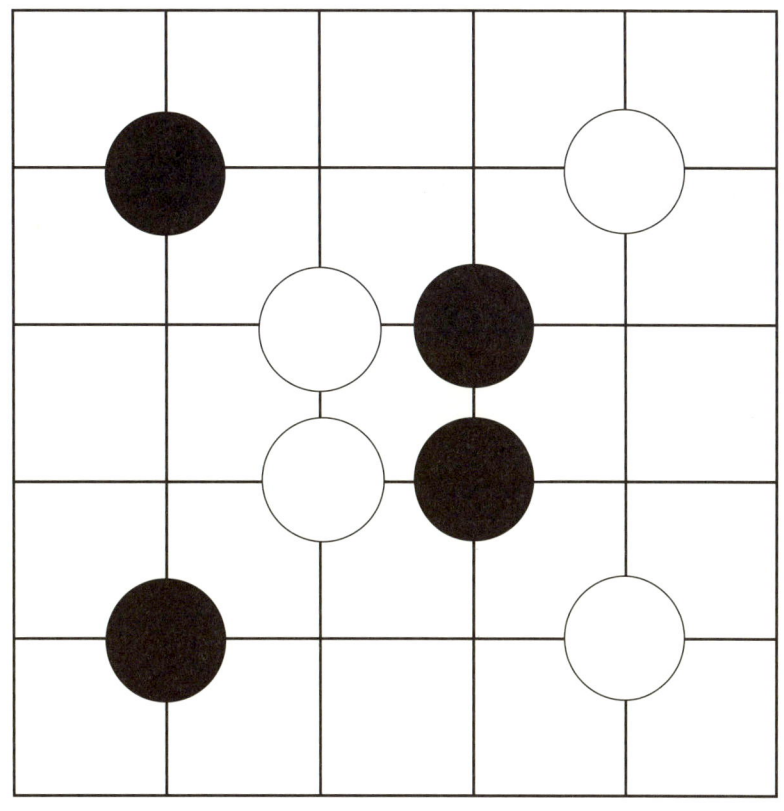

매일의 언어 문제

아래 제시된 초성을 보고 한국의 떡 이름을 맞혀보세요.

예: ㄲ 떡 → **꿀떡**

1 ㅂ 설 ㄱ
2 ㅅ 편
3 ㅇ ㅈ 미
4 ㅅ ㄹ 떡
5 ㅈ 편
6 ㅅ ㅅ 부 ㄲ 미
7 ㄱ ㄹ 떡
8 ㅊ 쌀 ㄸ

바둑 위치 기억하기

월   일

바둑알의 위치를 기억해볼까요?
아래 예시처럼 앞서 기억했던 바둑알을 바둑판의 알맞은 위치에 그려보세요.

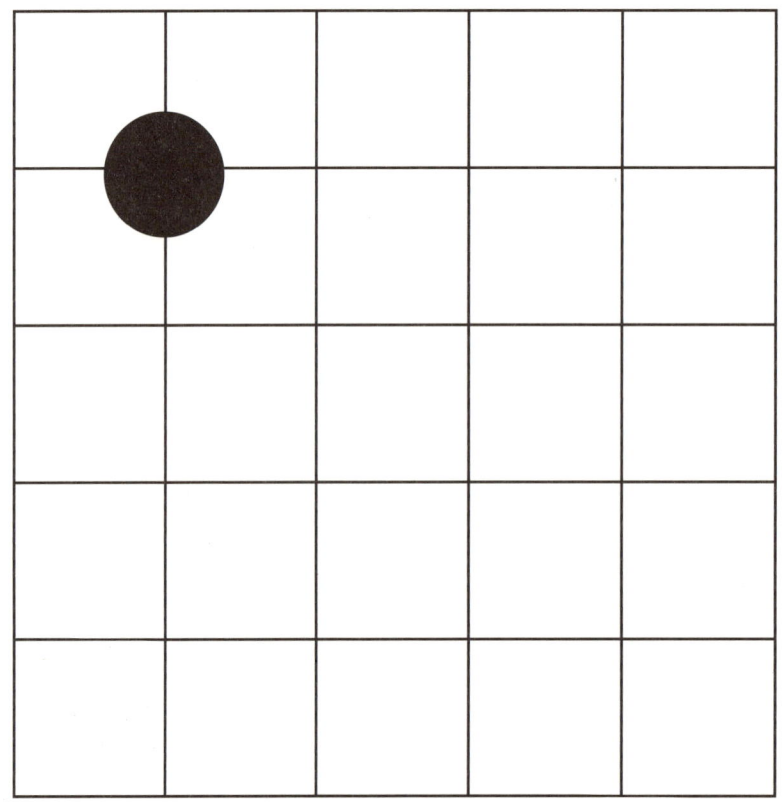

똑같이 그리기

아래 왼쪽에 있는 바둑판 그림을 오른쪽 바둑판에 똑같이 그려보세요.

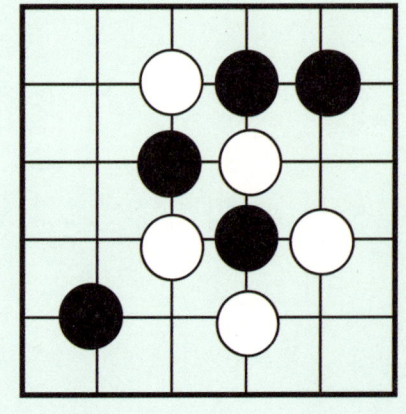  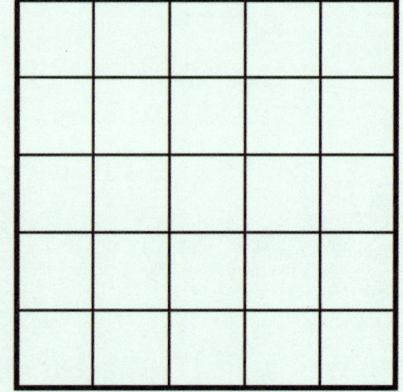

상기하기

2주차 단어

1) 이번 주는 떡에 대해 알아봤습니다. 다시 상기 해봅시다.
   이번 주에 배운 떡 이름을 생각나는대로 최대한 많이 적어보세요.

   가래떡

2) 아래 글자판에서 이번 주에 배운 떡 이름을 모두 찾아 동그라미 치세요.

찹	전	망	송	편	무	지	두
인	약	이	텁	백	인	절	미
설	자	꿀	설	경	가	편	화
찹	쌀	떡	시	두	찹	망	약
조	텁	랭	백	설	기	오	식
무	화	쌀	케	이	깨	시	화
개	전	오	경	단	망	루	절
메	판	기	송	두	텁	떡	망

즐거운 주말이 왔습니다

월   일

선을 진하게 따라 그린 후, 예쁘게 색칠해보세요.

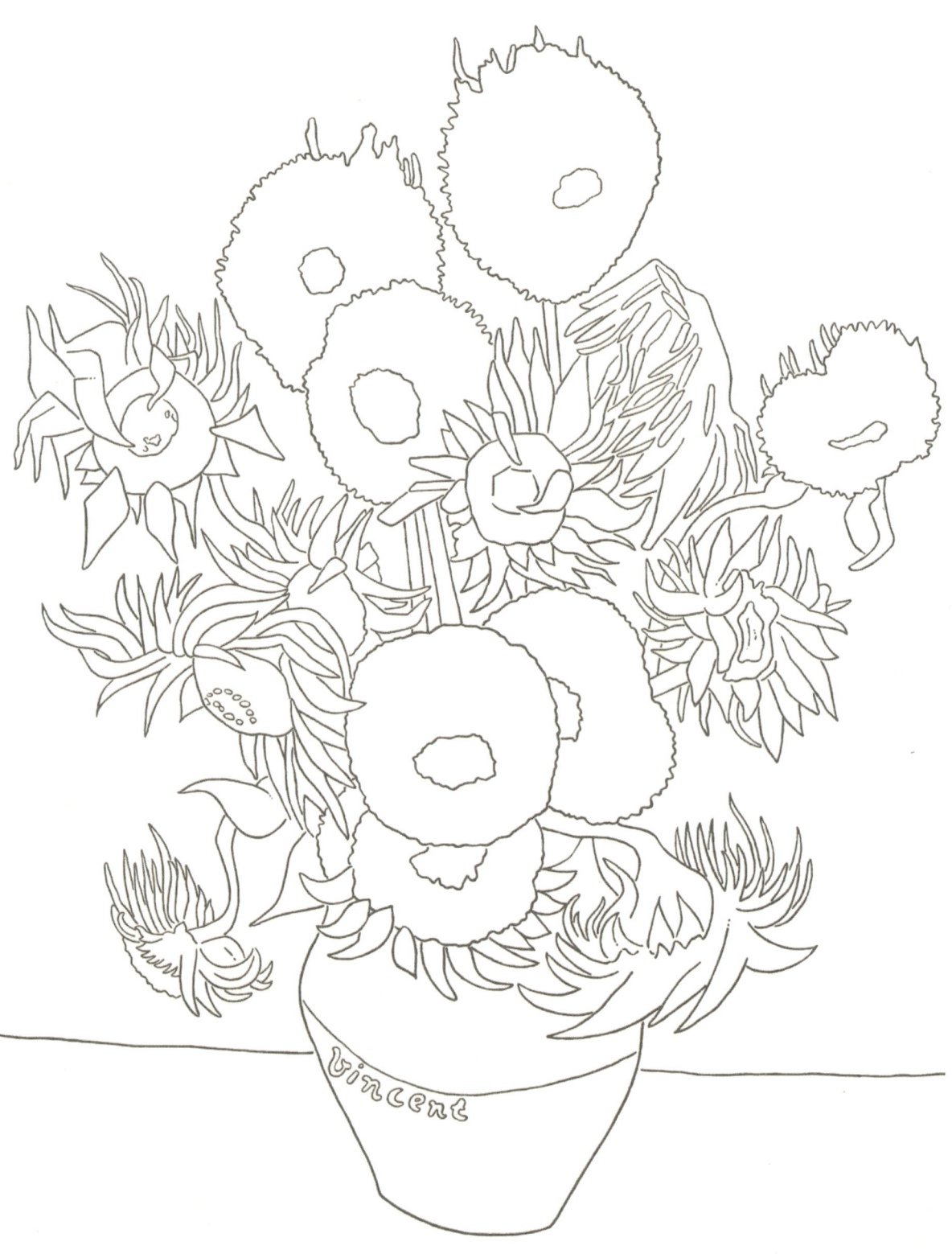

10주 정답

월

매일의 계산 문제

1. 8
2. 14
3. 62
4. 99
5. 53
6. 156
7. 937
8. 823

같은 글자 찾기

도	루	다	로	다	다	러	마	더	다
라	더	리	모	다	라	다	리	미	리
다	리	미	다	다	리	라	무	도	미
라	다	도	미	미	루	모	라	마	다
미	리	무	로	다	리	미	도	다	로
리	모	라	다	리	미	다	다	라	미
다	리	미	리	마	라	더	리	마	루
리	다	리	다	리	더	라	미	로	다
미	무	다	리	미	리	도	모	다	리
다	리	도	다	리	마	리	다	리	미

매일의 언어 문제

[아] 아군, 아기, 아까, 아내, 아니, 아담, 아동, 아들, 아래, 아령, 아름, 아망, 아부, 아비, 아사, 아삭, 아양, 아연, 아우, 아쟁, 아주, 아첨, 아침, 아편, 아홉 … 등이 있습니다.

[악] 악계, 악기, 악당, 악동, 악대, 악력, 악랄, 악마, 악명, 악법, 악보, 악부, 악상, 악수, 악어, 악연, 악의, 악재, 악전, 악착, 악충, 악평, 악필, 악행, 악화 … 등이 있습니다.

[안] 안검, 안경, 안내, 안녕, 안달, 안도, 안락, 안마, 안면, 안방, 안부, 안분, 안식, 안심, 안압, 안위, 안일, 안전, 안정, 안주, 안착, 안치, 안타, 안팎, 안하 … 등이 있습니다.

[암] 암계, 암기, 암내, 암놈, 암둔, 암류, 암만, 암묵, 암범, 암벽, 암산, 암살, 암석, 암송, 암수, 암실, 암연, 암운, 암전, 암초, 암탉, 암투, 암표, 암호, 암흑 … 등이 있습니다.

화

매일의 계산 문제

1. 2
2. 62
3. 38
4. 44
5. 38
6. 219
7. 361
8. 149

무게 계산

1. 39 kg
2. 41 kg

매일의 언어 문제

수법, 수원, 수정, 수방, 수칙, 수악, 수어, 수전, 수교, 수학, 수보, 단수, 단원, 단정, 단방, 단악, 단어, 단전, 단교, 단보, 법원, 법정, 법방, 법칙, 법악, 법어, 법전, 법학, 원수, 원단, 원법, 원정, 원방, 원칙, 원어, 원전, 원교, 원학, 원보, 정수, 정단, 정법, 정원, 정방, 정전, 정교, 정학, 정보, 방수, 방원, 방정, 방어, 방전, 방교, 방학, 방보, 악수, 악단, 악법, 악정, 악어, 악전, 악보, 어수, 어법, 어원, 어정, 어전, 어학, 전수, 전단, 전법, 전원, 전정, 전방, 전칙, 전어, 전교, 전학, 전보, 교수, 교단, 교법, 교원, 교정, 교칙, 교전, 학수, 학원, 학정, 학칙, 학교, 학보, 보수, 보단, 보법, 보원, 보정, 보어, 보전 … 등이 있습니다.

10주 정답

매일의 계산 문제

1. 27 2. 68 3. 390 4. 534
5. 429 6. 3496 7. 2808 8. 17365

수

도형 회전

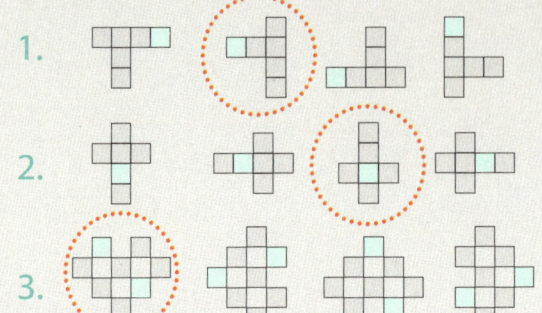

매일의 언어 문제

1. 사공이 많으면 배가 산으로 간다   2. 꿩 먹고 알 먹기   3. 공든 탑이 무너지랴
4. 남의 떡이 커 보인다   5. 열 번 찍어 아니 넘어가는 나무 없다

목

시계 그리기

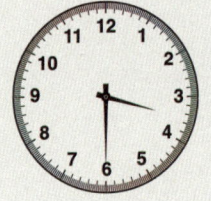 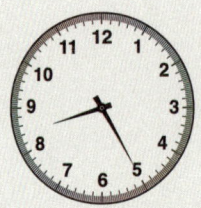

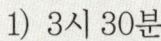

1) 3시 30분   2) 8시 25분

매일의 계산 문제

1. 8 2. 31 3. 12 4. 32
5. 9 6. 11 7. 26 8. 86

규칙 전환

火	木	목	수	월	화	日	金
일	土	金	火	木	土	일	월
水	月	목	금	土	금	木	水
금	일	木	月	수	화	日	土
목	수	火	金	土	日	월	수
木	月	토	수	水	月	목	화
금	土	水	火	일	목	金	木

매일의 언어 문제

1. 간식으로 (떡뽁기 / 떡볶이)를 먹었다.
2. 코를 벌름거리며 냄새를 (맡다 / 맞다).
3. (반드시 / 반듯이) 내일까지 제출해 주세요.
4. 방에 있는 쓰레기를 (쓰레받이 / 쓰레받기)에 쓸어 담았다.
5. 그는 (멋쟁이 / 멋장이)다.

금

매일의 계산 문제

1. 82 2. 1043 3. 13 4. 135

5. 45 6. 729 7. 50 8. 125

바둑 위치 기억하기

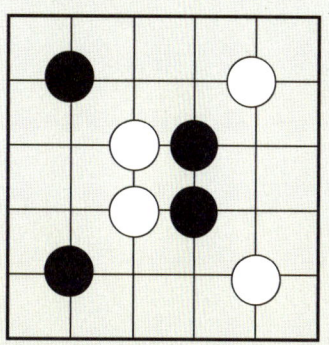

매일의 언어 문제

1. 백설기 2. 송편 3. 인절미 4. 시루떡 5. 절편 6. 수수부꾸미 7. 가래떡 8. 찹쌀떡

상기하기

1. 경단, 깨찰편, 꿀떡, 두텁떡, 떡케이크, 망개떡, 무지개떡, 백설기, 송편, 수수부꾸미, 시루떡, 약식(약밥), 오메기떡, 인절미, 전병, 절편, 조랭이떡, 찹쌀떡, 화전

2.
찹	전	망	송	편	무	지	두
인	약	이	텁	백	인	절	미
설	자	꿀	설	경	가	편	화
찹	쌀	떡	시	두	찹	망	약
조	텁	랭	백	설	기	오	식
무	화	쌀	케	이	깨	시	화
개	전	오	경	단	망	루	절
메	판	기	송	두	텁	떡	망

11

뇌미인 트레이닝 베이직

열한째 주

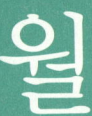

월

월   일

일기쓰기

자유롭게 빈칸을 채워서 일기를 완성해 보세요.

- 오늘은 _____ 년 _____ 월 _____ 일 _____ 요일이다.
- 지난 주말에는 _____ 와 함께 _____ 을/를 갔다.
- 어제 낮에는 _____ 을/를 했으며, 저녁에는 _____ 을/를 했다.
- 오늘 점심 식사로 _____ 와/과 함께 _____ 을/를 먹었다.
- 이번 주에 가장 신나는 계획은 _____ 이다.

빵 여러가지 빵입니다. 따라 써보세요.

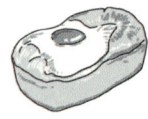	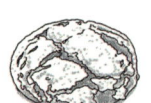	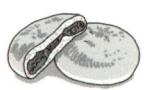	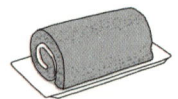
계란빵	곰보빵	단팥빵	롤케이크

매일의 계산 문제

①   5
  + 3

②   4
  + 9

③   97
  + 6

④   23
  + 63

⑤   68
  + 25

⑥   37
  + 75

⑦ 827
 + 165

⑧ 299
 + 416

같은 모양 찾기

주의집중력

전두엽을 활성화시키는 주의집중력 훈련입니다

표안에서 가로와 세로 중 '♡ ♣ ◇' 모양 순서대로 되어있는 것을 모두 찾아 동그라미 표시해보세요. 대각선은 제외하며, 가로와 세로 중복으로 겹쳐도 가능합니다.
(정답은 예시 포함 총 15개입니다.)

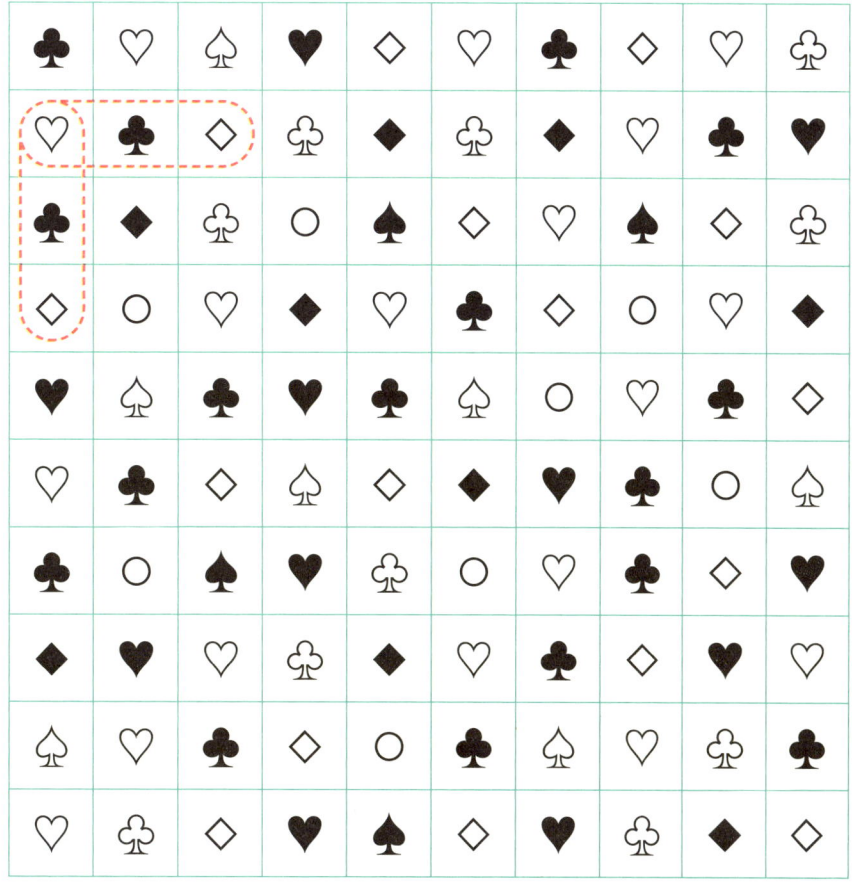

매일의 언어 문제

'자'로 시작하는 두 글자 단어를 5개 이상 적어보세요.

자산

'작'으로 시작하는 두 글자 단어를 5개 이상 적어보세요.

작사

'잔'으로 시작하는 두 글자 단어를 5개 이상 적어보세요.

잔돈

'장'으로 시작하는 두 글자 단어를 5개 이상 적어보세요.

장사

화

우리 동네

우리 동네 주변에 있거나 자주 이용하는 자연의 이름을 적어봅시다.

자연	이름
우리 동네 주변 하천	
우리 동네에서 가장 가까운 강	
우리 동네 주변 산	
자주 가는 산	
자주 가는 공원	
내가 자주 이용하는 산책로	

빵 여러가지 빵입니다. 따라 써보세요.

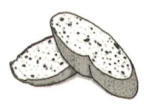
마늘빵

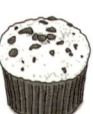
머핀

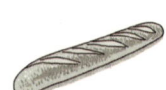
바게트

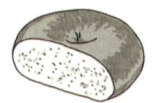
베이글

매일의 계산 문제

① 9 − 5

② 59 − 6

③ 73 − 5

④ 98 − 66

⑤ 85 − 18

⑥ 513 − 75

⑦ 767 − 194

⑧ 554 − 198

주사위 계산

계산력

왼쪽 두정엽을 활성화시키는 계산력 훈련입니다

주사위의 동그라미 개수를 숫자로 연상하여 계산해보세요.
〈예시〉와 같이 주사위 두 개가 이어 있으면 두 자리 숫자, 세 개가 이어 있으면 세 자리 숫자가 됩니다.

〈예시〉 135 + 26 = **161**

1) 14 - 5 + 26 =

2) 4 × 4 + 316 =

3) 56 ÷ 3 × 2 =

매일의 언어 문제

두 글자씩 짝을 지어 단어를 만들어보세요. (글자 중복 사용가능)

```
비  서  분  가
    친     구
용      정
   경      원
선
      조  사
```

비서   정원

수

월   일

일기쓰기

어제와 오늘 느꼈던 감정들을 아래에 제시된 단어를 이용하여 문장으로 써보세요.

걱정하다. 귀찮다. 당황스럽다. 감사하다. 기쁘다. 놀라다. 만족스럽다. 반갑다. 부럽다. 벅차다. 서운하다. 슬프다. 뿌듯하다. 사랑스럽다. 상쾌하다. 신나다. 안타깝다. 자랑스럽다. 재미있다. 즐겁다. 지루하다. 화나다. 짜증스럽다. 행복하다. 흐뭇하다. 홀가분하다. 후회스럽다. 감동하다. 좋다.

예) 오늘 낮에 오랜만에 친구들을 만나서 기분이 좋았다.

빵 여러가지 빵입니다. 따라 써보세요.

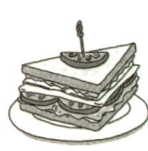
샌드위치

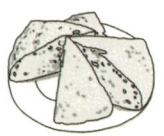
술빵

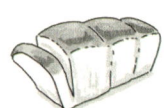
식빵

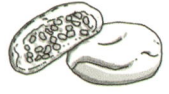
옥수수빵

매일의 계산 문제

① 7 × 7

② 14 × 2

③ 19 × 9

④ 86 × 4

⑤ 26 × 11

⑥ 65 × 93

⑦ 599 × 2

⑧ 265 × 24

위에서 본 모양

시공간 능력

오른쪽 두정엽을 활성화시키는 시공간 능력 훈련입니다

〈예시〉처럼 쌓여진 블록들을 위에서 내려다봤을 때 어떻게 보일지 생각해 보세요.
위에서 본 모양을 그대로 오른쪽 빈칸에 색칠해 보세요.

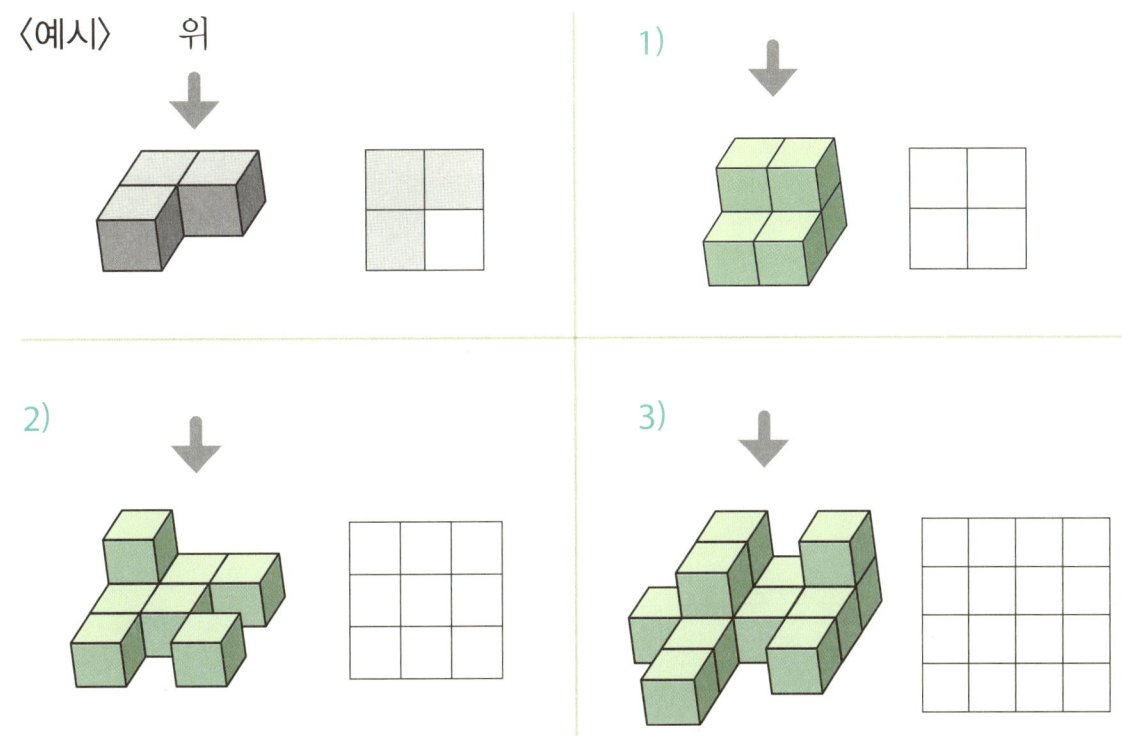

매일의 언어 문제

문맥을 파악하여 아래 빈 칸에 들어갈 속담을 맞혀보세요.

1 (ㅈㄹ에서 ㅃ 맞고 ㅎㄱ에 가서 ㄴ 흘ㄱㄷ)고 다른 사람에게 화풀이 하지마.

2 (ㅈㄱ멍에도 ㅂ들 ㄴ)이 있어. 참고 기다리다 보면 언젠가는 좋은 날이 올 거야.

3 (ㅎ랑ㅇ는 ㅈㅇ서 ㄱㅈ을 남기고 ㅅㄹ은 ㅈㅇ서 ㅇㄹ을 남긴다)는 말이 있지.

4 방금 주문했는데 5분도 안 돼서 독촉을 하다니 (ㅇㅁ에 가 숭ㄴ ㅊㄴ) 사람이구나.

5 (ㅅㅁ당이 ㅅㄹ 잡ㄴㄷ)고 생활 속의 잘못된 건강 상식들을 조심해야 한다.

목

월   일

시계 문제   왼쪽 시계에서 **2시간 40분**이 흘렀을 때의 시간을 오른쪽 시계에 그려보고 아래 빈칸에 시간도 적어보세요.

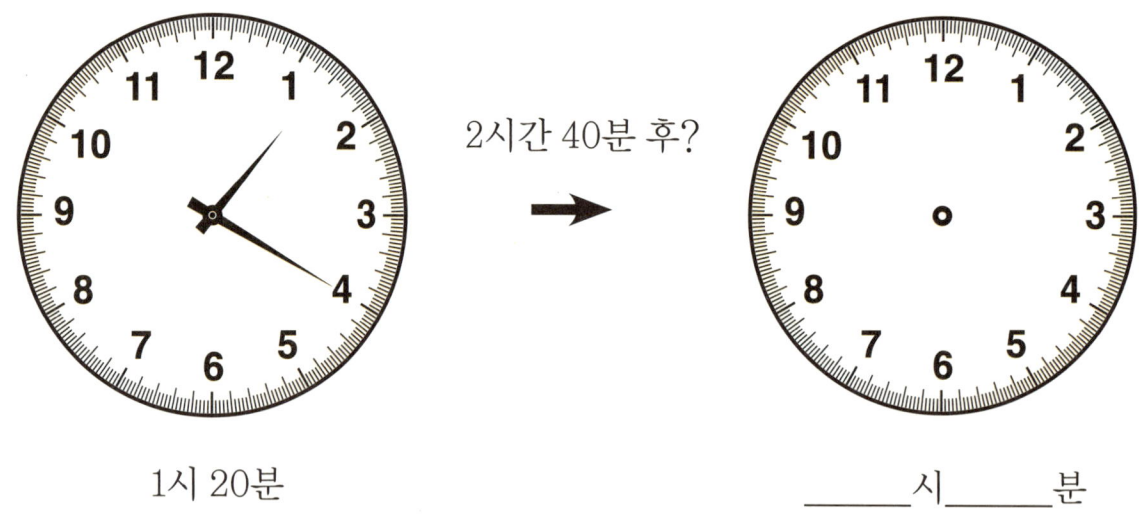

1시 20분   ____시____분

빵 여러가지 빵입니다. 따라 써보세요.

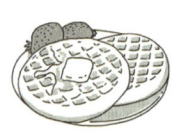	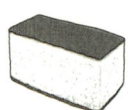	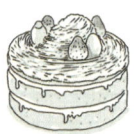	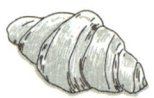
와플	카스텔라	케이크	크루아상

매일의 계산 문제

① $6\overline{)30}$ ② $4\overline{)84}$ ③ $6\overline{)72}$ ④ $3\overline{)138}$

⑤ $48 \div 8 =$ ⑥ $69 \div 3 =$ ⑦ $92 \div 4 =$ ⑧ $261 \div 9 =$

도형 추론

전두엽 기능

전두엽을 활성화시키는 집행기능 훈련입니다

다음 네모 상자 안에 도형들은 일련의 규칙에 따라 나열되어 있습니다.
어떤 규칙이 있는지 생각해보고, 물음표 빈칸에 들어갈 알맞은 도형을 보기에서 골라보세요.

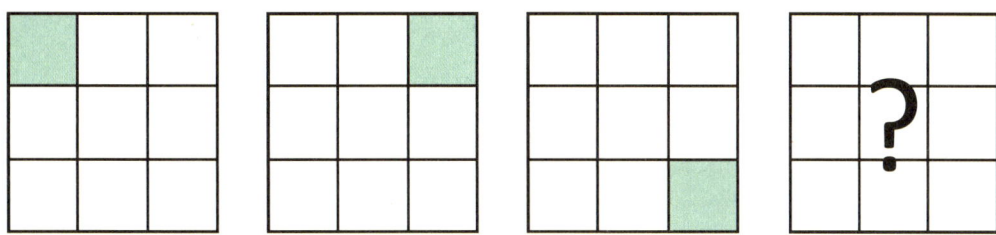

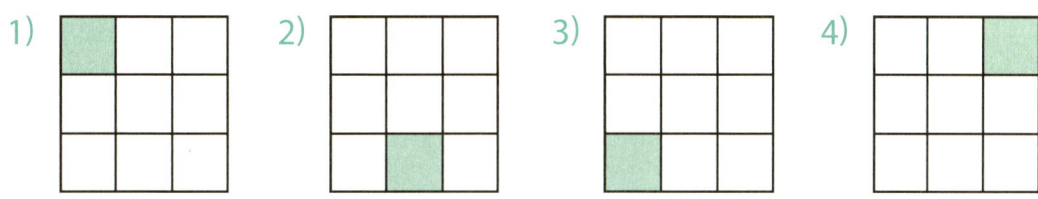

매일의 언어 문제

알맞은 맞춤법을 찾아 동그라미 치세요.

[예시] 호텔에 (묶다 / **묵다**).

1. (과녁 / 과녁)에 화살을 명중시키다.
2. 길에서 지갑을 (잃어버리다 / 일어버리다).
3. (오뚝이 / 오뚜기) 처럼 일어나서 다시 도전해봐.
4. 어깨에 가방을 (메다 / 매다).
5. 점심에 (꽃게탕 / 꽃개탕)을 끓이다.

금

월   일

일기쓰기

자유롭게 빈칸을 채워서 일기를 완성해 보세요.

· 오늘은 _____월 _____일 _____요일이며, 날씨는 _____다.
· 이번 주에는 외식을 총 _____번 했다.
· 이번 주에 가장 기억에 남는 일은 _____이다.
· 이번 주말에는 _____에 가서 _____을/를 할 계획이다.
· 다음 주 _____요일에 _____와/과 함께 _____식사를 할 것이다.

빵 여러가지 빵입니다. 따라 써보세요.

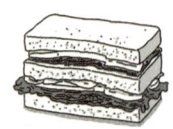	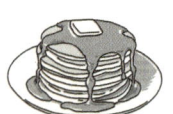	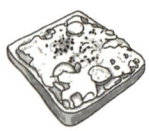	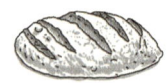
토스트	팬케이크	피자빵	호밀빵

매일의 계산 문제

1. 47 + 53 - 36 =
2. 63 x 15 + 24 =
3. 80 ÷ 5 + 67 =
4. 32 ÷ 4 x 5 =
5. 52 + 33 - 45 + 36 =
6. 64 x 11 - 75 + 19 =
7. 78 ÷ 2 - 19 + 86 =
8. 98 ÷ 7 x 31 - 69 =

우리나라 행정구역

기억력

측두엽을 활성화시키는 기억력 훈련입니다

아래 우리나라 행정구역 8도의 색을 칠해봅니다.

경기도 파란색 / 강원도 빨간색 / 충청북도 초록색 / 충청남도 주황색
전라북도 분홍색 / 전라남도 남색 / 경상북도 노란색 / 경상남도 보라색

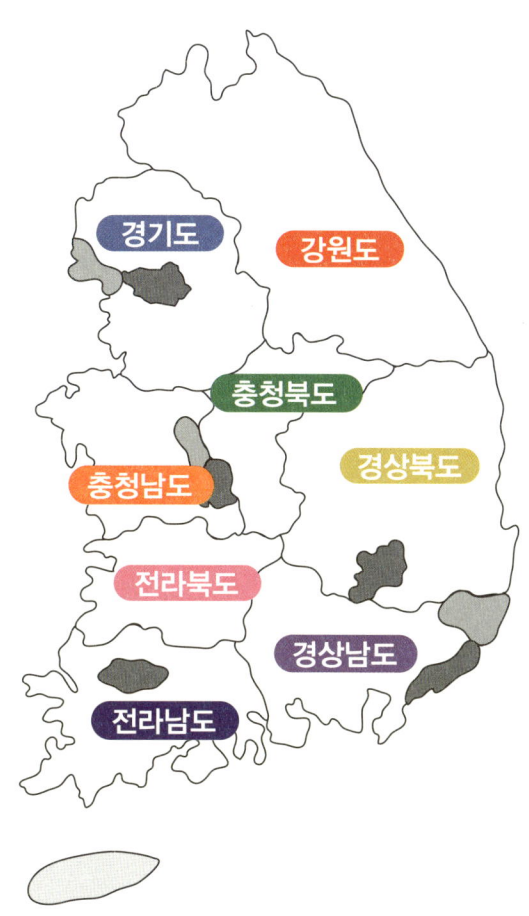

매일의 언어 문제

아래 제시된 초성을 보고 빵 이름을 맞혀보세요.

예: ㅋㅇㅋ ➔ 케이크

1 ㄷㅍ빵
2 ㅍㅋㅇㅋ
3 ㅂㄱㅌ
4 ㅅㄷㅇ치
5 ㅌㅅㅌ
6 ㅅ빵
7 마ㄴ쁘
8 ㅂㅇ글

우리나라 행정구역

앞장의 지도를 기억해서 행정구역 8도의 색을 칠해봅니다.

ㄱㄱ도 파란색 / ㄱㅇ도 빨간색 / ㅊ청ㅂ도 초록색 / ㅊ청ㄴ도 주황색
ㅈ라ㅂ도 분홍색 / ㅈ라ㄴ도 남색 / ㄱ상ㅂ도 노란색 / ㄱ상ㄴ도 보라색

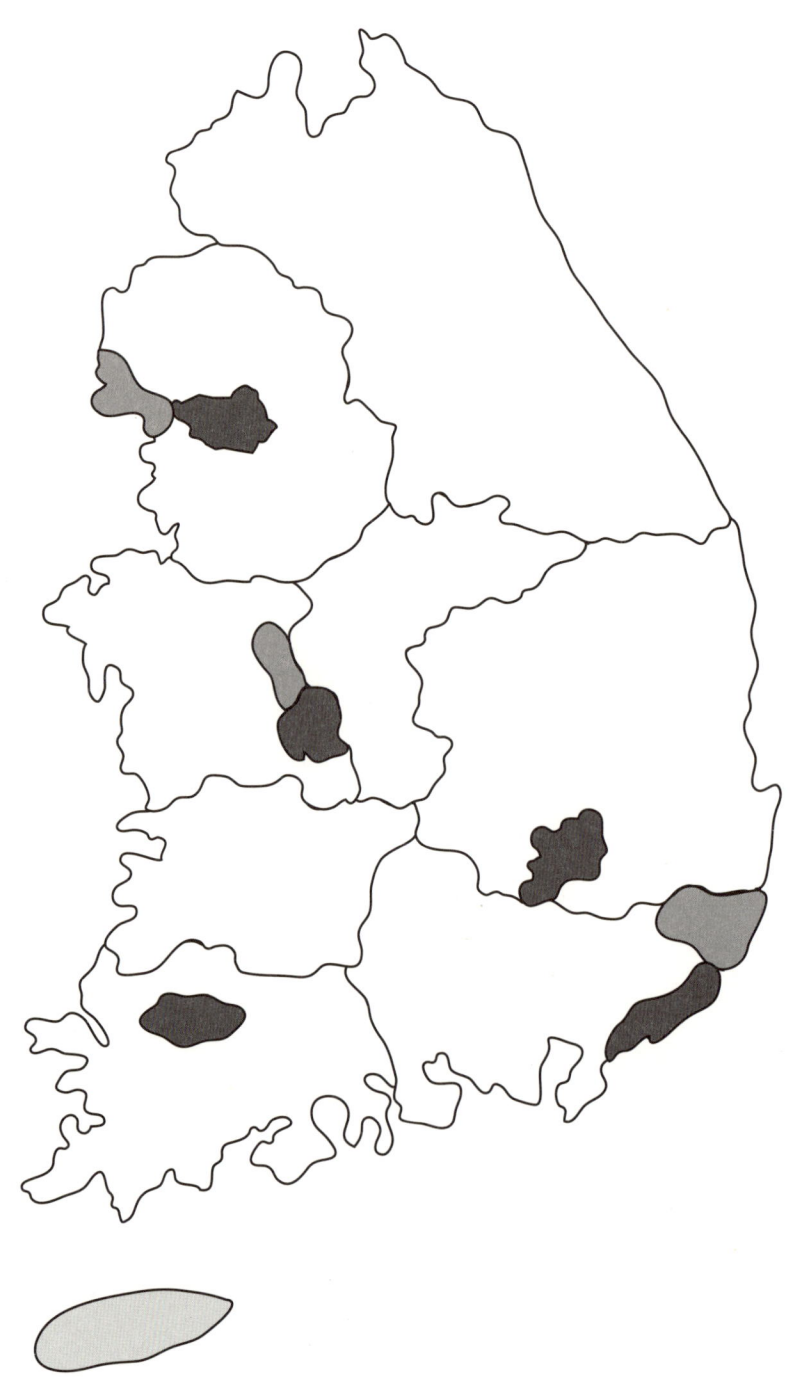

상기하기

3주차 단어

1) 이번 주는 빵에 대해 알아봤습니다. 다시 상기 해봅시다.
   이번 주에 배운 빵 이름을 생각나는대로 최대한 많이 적어보세요.

   계란빵

2) 아래 글자판에서 이번 주에 배운 빵 이름을 모두 찾아 동그라미 치세요.

토	카	스	케	식	이	피	밀
호	말	계	란	빵	와	단	호
밀	식	케	토	샌	옥	수	단
빵	단	바	게	트	베	마	팥
곰	와	롤	머	술	곰	보	빵
팥	플	케	이	크	이	핀	계
마	피	호	글	마	늘	빵	자
팬	가	샌	드	위	치	나	룰

즐거운 주말이 왔습니다

가장 알맞은 그림의 그림자를 보기에서 찾아보세요.

1)

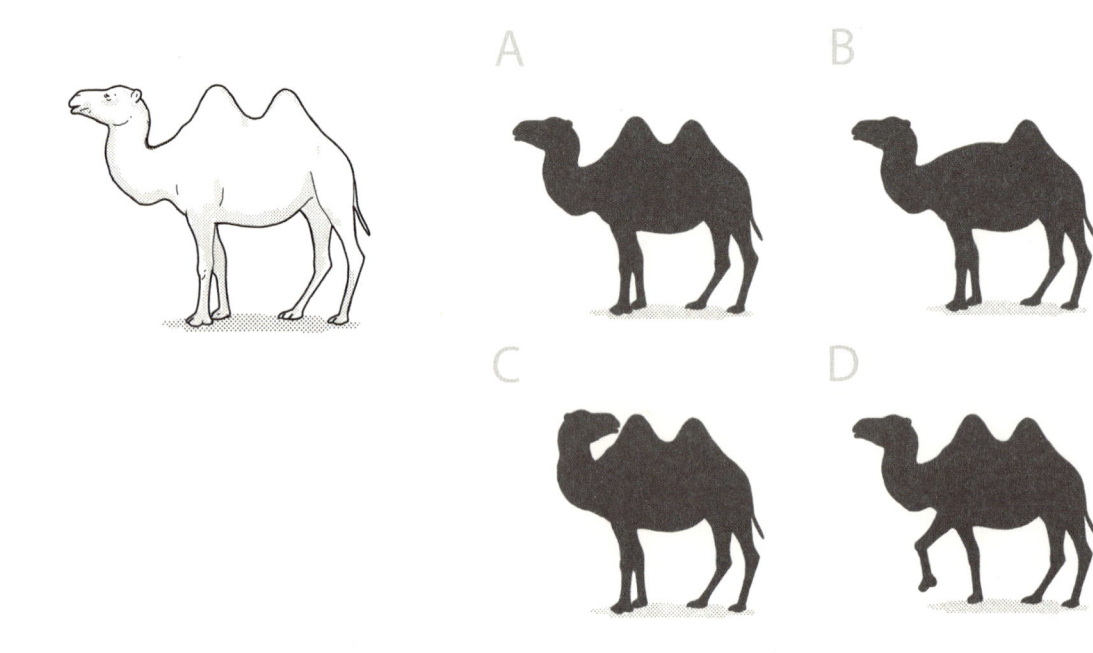

2)

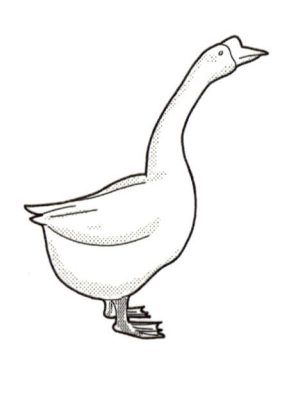

A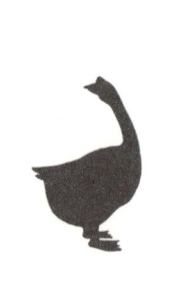

B

C

D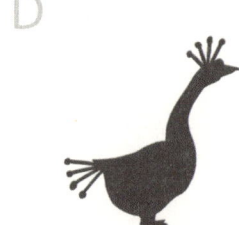

11주 정답

월

매일의 계산 문제

① 8 ② 13 ③ 103 ④ 86

⑤ 93 ⑥ 112 ⑦ 992 ⑧ 715

같은 모양 찾기

매일의 언어 문제

[자] 자갈, 자격, 자극, 자녀, 자동, 자두, 자랑, 자립, 자매, 자문, 자본, 자비, 자상, 자석, 자세, 자손, 자애, 자연, 자유, 자재, 자질, 자책, 자치, 자판, 자해 … 등이 있습니다.

[작] 작가, 작곡, 작년, 작농, 작동, 작두, 작량, 작명, 작물, 작별, 작부, 작살, 작성, 작심, 작업, 작용, 작위, 작전, 작정, 작처, 작축, 작파, 작품, 작화, 작히 … 등이 있습니다.

[잔] 잔고, 잔금, 잔년, 잔등, 잔디, 잔뜩, 잔류, 잔망, 잔반, 잔병, 잔생, 잔성, 잔술, 잔업, 잔열, 잔인, 잔입, 잔재, 잔정, 잔존, 잔치, 잔패, 잔해, 잔향, 잔혹 … 등이 있습니다.

[장] 장갑, 장기, 장난, 장님, 장단, 장대, 장래, 장려, 장마, 장문, 장부, 장비, 장소, 장수, 장식, 장악, 장애, 장원, 장작, 장점, 장지, 장착, 장치, 장편, 장학 … 등이 있습니다.

화

매일의 계산 문제

① 4 ② 53 ③ 68 ④ 32

⑤ 67 ⑥ 438 ⑦ 573 ⑧ 356

주사위 계산

1. ☐ − ☐ + ☐ = 35
2. ☐ × ☐ + ☐ = 341
3. ☐ ÷ ☐ × ☐ = 42

매일의 언어 문제

비정, 비가, 비원, 비분, 비조, 비용, 비선, 비경, 비사, 친구, 친정, 친가, 친분, 친서, 친용, 친선, 구비, 구정, 구원, 구분, 구조, 구서, 구용, 구경, 구사, 정비, 정구, 정가, 정분, 정서, 정용, 정선, 정경, 정사, 가구, 가정, 가원, 가분, 가조, 가서, 가용, 가경, 가사, 원친, 원구, 원정, 원가, 원분, 원조, 원서, 원용, 원경, 원사, 분비, 분구, 분가, 분원, 분서, 분용, 분경, 분사, 조정, 조가, 조원, 조분, 조서, 조용, 조선, 조경, 조사, 서구, 서정, 서가, 서원, 서경, 서사, 용구, 용원, 용조, 용서, 용선, 용경, 용사, 선비, 선구, 선정, 선가, 선원, 선분, 선조, 선서, 선용, 선사, 경비, 경구, 경정, 경원, 경분, 경조, 경서, 경용, 경선, 경사, 사비, 사구, 사정, 사원, 사분, 사조, 사서, 사용, 사선, 사경 … 등이 있습니다.

11주 정답

수

매일의 계산 문제

① 49 ② 28 ③ 171 ④ 344

⑤ 286 ⑥ 6045 ⑦ 1198 ⑧ 6360

위에서 본 모양

1. 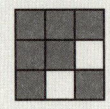 2. 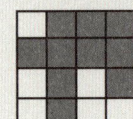 3.

매일의 언어 문제

1. 종로에서 뺨 맞고 한강에 가서 눈 흘긴다   2. 쥐구멍에도 볕 들 날

3. 호랑이는 죽어서 가죽을 남기고 사람은 죽어서 이름을 남긴다   4. 우물에 가 숭늉 찾는

5. 선무당이 사람 잡는다

목

시계 문제

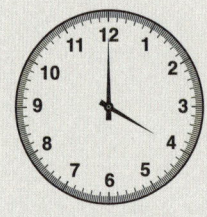 4시 00분

도형 추론

3)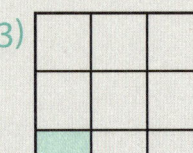

매일의 계산 문제

① 5 ② 21 ③ 12 ④ 46
⑤ 6 ⑥ 23 ⑦ 23 ⑧ 29

매일의 언어 문제

1. (과녁 / 과녁)에 화살을 명중시키다.
2. 길에서 지갑을 (잃어버리다 / 일어버리다).
3. (오뚝이 / 오뚜기) 처럼 일어나서 다시 도전해봐.
4. 어깨에 가방을 (메다 / 매다).
5. 점심에 (꽃게탕 / 꽃개탕)을 끓이다.

매일의 계산 문제

① 64 ② 969 ③ 83 ④ 40

⑤ 76 ⑥ 648 ⑦ 106 ⑧ 365

우리나라 행정구역

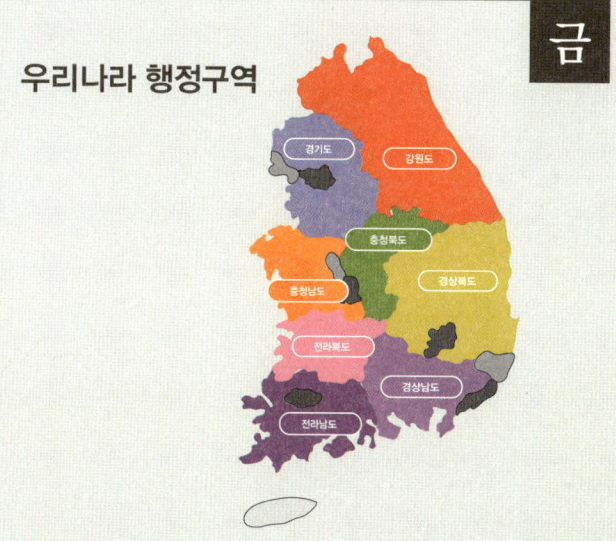

금

매일의 언어 문제

1. 단팥빵 2. 팬케이크 3. 바게트 4. 샌드위치 5. 토스트 6. 식빵, 술빵 7. 마늘빵 8. 베이글

상기하기

1. 곰보빵, 단팥빵, 롤케이크, 마늘빵, 머핀, 바게트, 베이글, 샌드위치, 술빵, 식빵, 옥수수빵, 와플, 카스테라, 케이크, 크루아상, 토스트, 팬케이크, 피자빵, 호밀빵

2.
토	카	스	케	식	이	피	밀
호	말	계	란	빵	와	단	호
밀	식	케	토	샌	옥	수	단
빵	단	바	게	트	베	마	팥
곰	와	롤	머	술	곰	보	빵
팥	플	케	이	크	이	핀	계
마	피	호	글	마	늘	빵	자
팬	가	샌	드	위	치	나	룰

주말

그림자 찾기

1. A
2. C

12
뇌미인 트레이닝 베이직

열두째 주

월

월   일

일기쓰기

자유롭게 빈칸을 채워서 일기를 완성해 보세요.

- 오늘은 _____ 년 _____ 월 _____ 일 _____ 요일이다.
- 지난주에 가장 인상 깊었던 일은 _____ 이었다.
- 어제 저녁식사로 _____ 을/를 먹었으며, _____ 이/가 가장 맛있었다.
- 오늘 _____ 시에 _____ 에서 _____ 을/를 했다.
- 이번 주에 챙겨야 할 약속은 _____ 이/가 있다.

한식 한국음식입니다. 그림을 보시고 따라 써보세요.

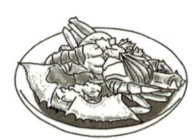 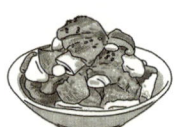 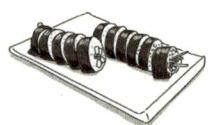 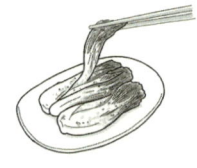

간장게장   갈비찜   김밥   김치

매일의 계산 문제

①   3
  + 6

②   9
  + 8

③   43
  + 9

④   32
  + 36

⑤   94
  + 92

⑥   45
  + 98

⑦   769
 + 117

⑧   515
 + 198

머릿속 한글 세상

주의집중력

전두엽을 활성화시키는 주의집중력 훈련입니다

예시처럼 글자 안에 가로 선과 세로 선이 몇 개 있는지 찾아보세요.

대기만성	가로선 9 개 / 세로선 10 개
1) 일석이조	가로선 ___ 개 / 세로선 ___ 개
2) 설상가상	가로선 ___ 개 / 세로선 ___ 개
3) 동문서답	가로선 ___ 개 / 세로선 ___ 개
4) 금의환향	가로선 ___ 개 / 세로선 ___ 개

매일의 언어 문제

'차'로 시작하는 두 글자 단어를 5개 이상 적어보세요.
차고

'착'으로 시작하는 두 글자 단어를 5개 이상 적어보세요.
착수

'참'으로 시작하는 두 글자 단어를 5개 이상 적어보세요.
참깨

'창'으로 시작하는 두 글자 단어를 5개 이상 적어보세요.
창구

화

월   일

한국 상식

우리나라 명절, 기념일 날짜를 적어보세요.

명절	날짜	기념일	날짜
설날	음력___월 ___일	식목일	___월 ___일
추석	음력___월 ___일	어버이날	___월 ___일
정월대보름	음력___월 ___일	어린이날	___월 ___일

한식 한국음식입니다. 그림을 보시고 따라 써보세요.

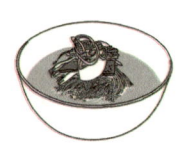
냉면

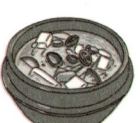
된장찌개

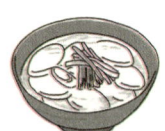
떡국

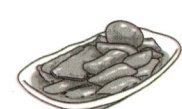
떡볶이

매일의 계산 문제

① 6 − 2

② 78 − 5

③ 56 − 8

④ 67 − 43

⑤ 94 − 68

⑥ 379 − 96

⑦ 452 − 105

⑧ 762 − 287

단어 찾고 계산하기

계산력

왼쪽 두정엽을 활성화시키는 계산력 훈련입니다

표에 있는 글자들을 조합하여 과일 이름을 만들고,
과일 이름 글자에 해당하는 숫자를 모두 덧셈해보세요. (글자를 중복해서 사용해도 됩니다)

아	포	복	딸	도	숭	두	몽	자	기
26	19	31	24	38	44	15	36	43	17

과일 이름	글자의 해당 숫자들 덧셈
예) 자 몽	43 + 36 = 79

매일의 언어 문제

두 글자씩 짝을 지어 단어를 만들어보세요. (글자 중복 사용가능)

소리   지구

지 구
소 금
    형 장
  주 리
    부
식 문 신 인

수

월   일

일기 쓰기

자유롭게 빈칸을 채워서 일기를 완성해 보세요.

- 오늘은 .... 월 .... 일 .... 요일이며, 날씨는 .... 다.
- 어제 .... 을/를 타고 .... 에 갔다.
- 오늘 점심 식사로 .... 와/과 함께 .... 을/를 먹었다.
- 오늘 가장 신났던 일은 .... 이다.
- 내일은 .... 와/과 함께 .... 을/를 먹고 싶다.

한식 한국음식입니다. 그림을 보시고 따라 써보세요.

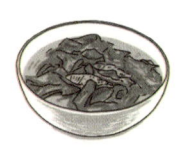	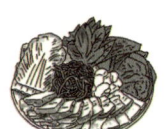	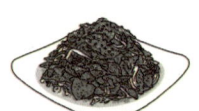	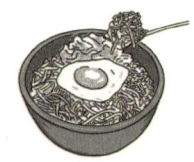
미역국	보쌈	불고기	비빔밥

매일의 계산 문제

① 9 × 5

② 23 × 3

③ 46 × 7

④ 29 × 9

⑤ 31 × 23

⑥ 25 × 95

⑦ 675 × 3

⑧ 346 × 42

칠교놀이 1

시공간 능력

오른쪽 두정엽을 활성화시키는 시공간능력 훈련입니다

부록에 있는 7개의 조각을 이리저리 움직여 아래 모양과 똑같이 만들어 보겠습니다.
아래 모양에 맞춰진 퍼즐 조각처럼 퍼즐을 맞춰보세요.
(부록은 책의 마지막 페이지에 있고, 다 맞춰본 후 풀로 붙여보아도 좋습니다)

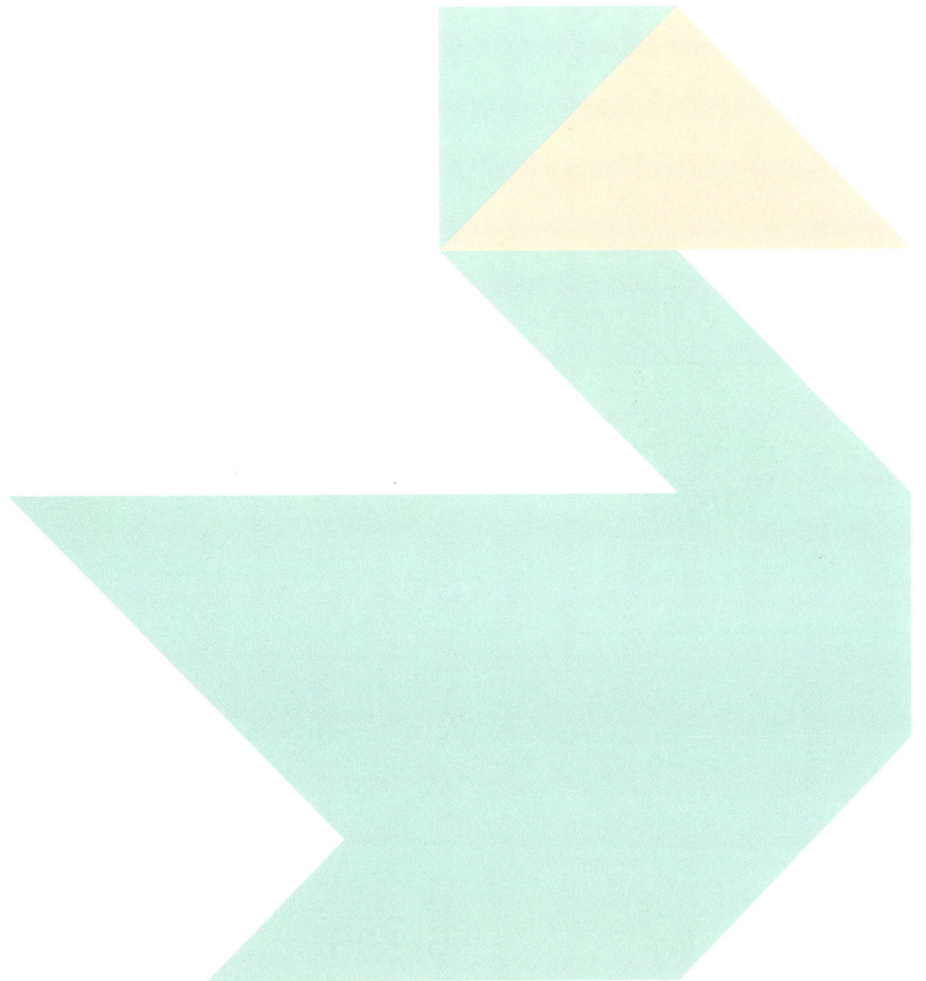

목

월   일

시계 문제

왼쪽 시계가 몇 시 인지 아래 빈칸에 시간을 적어보세요. 그리고 왼쪽 시계에서 **3시간 15분**이 흘렀을 때의 시간을 오른쪽 시계에 그려보고 아래 빈칸에도 시간을 적어보세요.

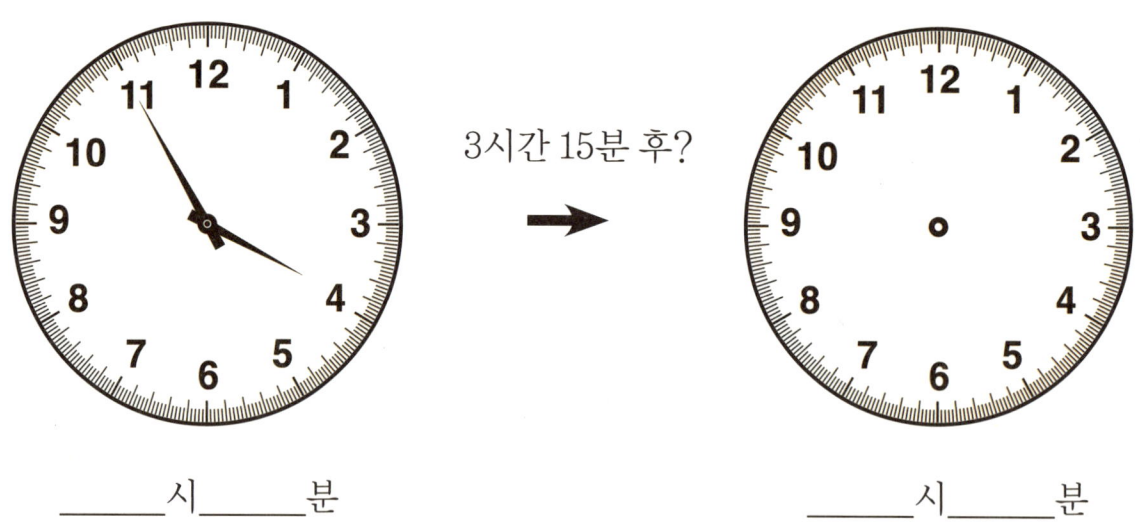

_____시_____분   _____시_____분

한식 한국음식입니다. 그림을 보시고 따라 써보세요.

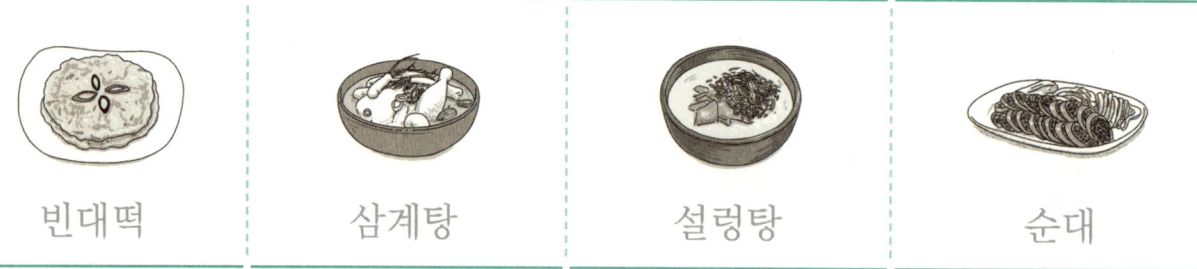

| 빈대떡 | 삼계탕 | 설렁탕 | 순대 |

매일의 계산 문제

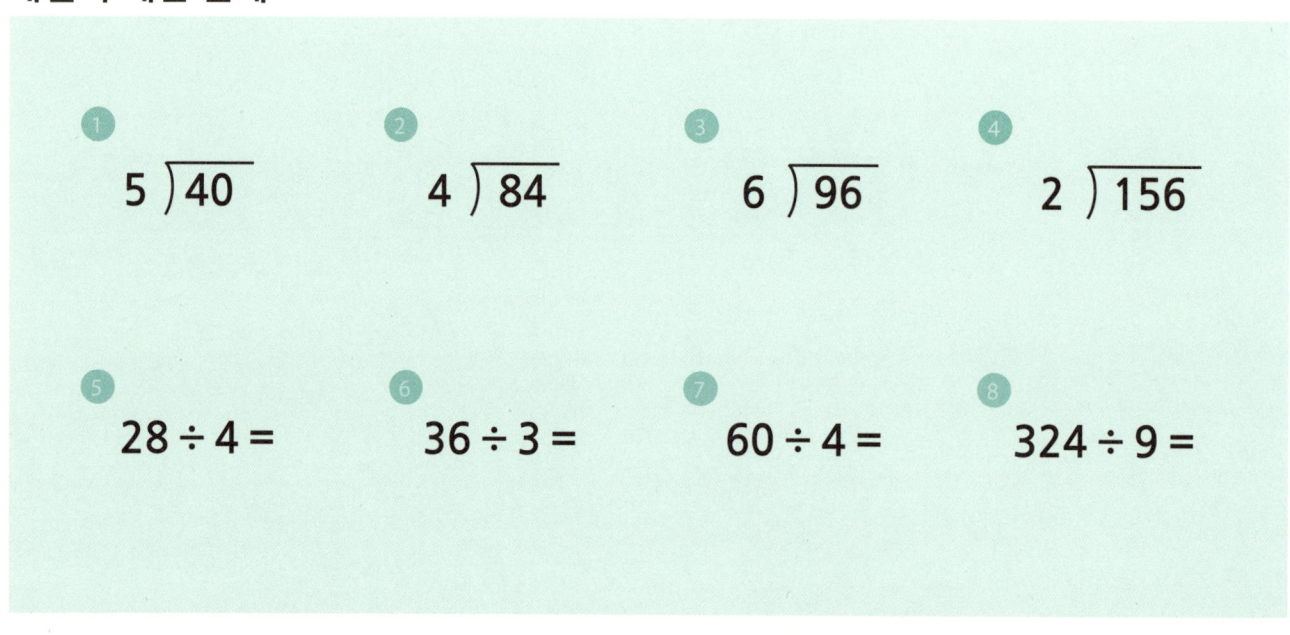

① 5)40   ② 4)84   ③ 6)96   ④ 2)156

⑤ 28÷4 =   ⑥ 36÷3 =   ⑦ 60÷4 =   ⑧ 324÷9 =

무게 비교

전두엽 기능

전두엽을 활성화시키는 집행기능 훈련입니다

아래 표에는 도형들의 무게가 제시되어 있습니다. 저울을 보고 어느 쪽이 더 무겁고 가벼운지 생각해보고, 물음표에 들어갈 알맞은 도형들을 보기에서 고르세요.

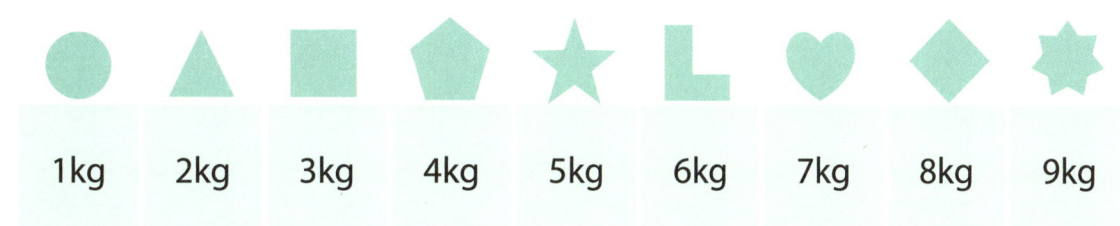

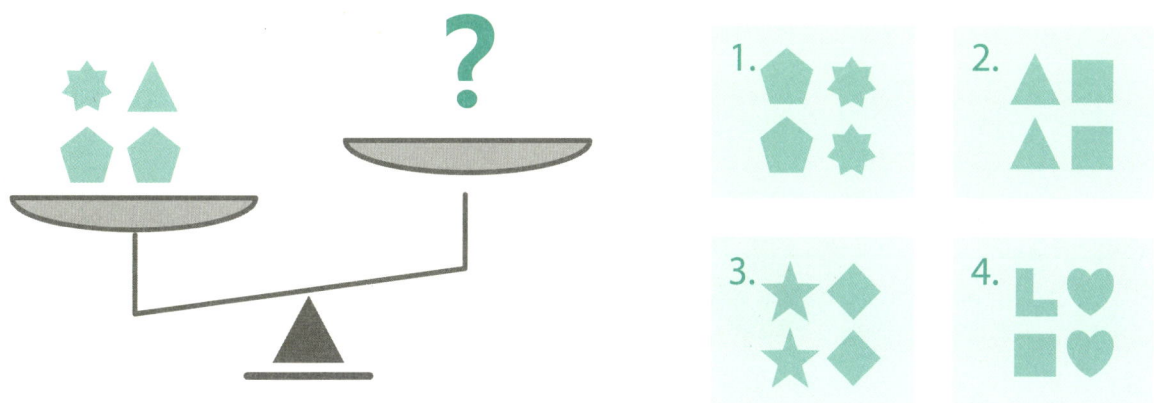

매일의 언어 문제

알맞은 맞춤법을 찾아 동그라미 치세요.

[예시] 호텔에 (묶다 / **묵다**).

1 (살고기 / 살코기) 부분만 발라내어 먹었다.
2 나의 (바람 / 바램)은 병을 빨리 낫는 것이다.
3 며칠 동안 같은 음식을 계속 먹으니 (실증 / 싫증)이 난다.
4 (웬일로 / 왠일로) 여기까지 다 왔어?
5 밥솥에 밥을 (앉히다 / 안치다).

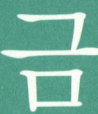

일기 쓰기

지난 일주일 동안 느꼈던 감정들을 아래에 제시된 단어를 이용하여 문장으로 써보세요.

걱정하다. 귀찮다. 당황스럽다. 감사하다. 기쁘다. 놀라다. 만족스럽다. 반갑다. 부럽다. 벅차다.
서운하다. 슬프다. 뿌듯하다. 사랑스럽다. 상쾌하다. 신나다. 안타깝다. 자랑스럽다. 재미있다. 즐겁다.
지루하다. 화나다. 짜증스럽다. 행복하다. 흐뭇하다. 홀가분하다. 후회스럽다. 감동하다. 좋다.

예) 주말에 손주들이 놀러와서 기분이 좋았고 손주들이 매우 사랑스러웠다

한식 한국음식입니다. 그림을 보시고 따라 써보세요.

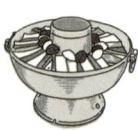 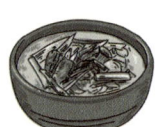 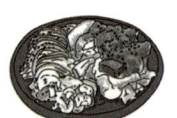 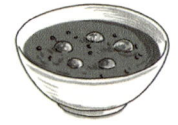

신선로 육개장 족발 팥죽

매일의 계산 문제

1. 92 - 45 + 21 =
2. 41 × 37 - 86 =
3. 84 ÷ 6 - 11 =
4. 12 × 9 ÷ 2 =
5. 84 - 56 + 14 + 37 =
6. 24 × 16 + 48 - 54 =
7. 96 ÷ 8 + 45 - 27 =
8. 26 × 14 ÷ 4 - 37 =

이야기 기억

기억력

측두엽을 활성화시키는 기억력 훈련입니다

아래 이야기를 읽어보고 다른 색깔로 표시된 단어와 숫자를 기억해보세요.
뒷장을 넘겨서 기억한 단어와 숫자들을 적어보겠습니다.

사전에 은퇴란 없다. 90대 현업 의사

경기도 남양주에 있는 요양병원에서 현역 의사로 활동 중인 최고령 의사, 한 씨. 1926년생으로 90세가 훌쩍 넘은 나이에도 2008년부터 12년째 요양병원의 내과 과장으로 일하고 있다. 아침 9시에 출근해서 하루에 20여 명의 환자 진료를 본다. 오전 회진을 보기 전에 눈썹을 그리고 립스틱을 바르며 화장을 고친다.

한 씨는 "예쁘게 보이고 싶은 욕구가 있어야 건강하다는 증거"라고 말했다. 진료 후에는 컴퓨터에 진료를 기록하고, 매주 환자들과 건강 박수와 체조를 하며 건강교육을 한다. 매일 바쁘게 움직이는 한 씨는 항상 웃는 얼굴로 정성을 다해 진료하여 고령의 환자들에게 많은 사랑을 받고 있다.

한 씨는 40년 전쯤 의료선교 의원을 운영하며 사정이 어려운 환자들에게 무료 진료를 했다. 12년 전에 은퇴하고 83세의 나이에 요양병원으로 옮겨, 새로운 도전을 이어 나갔다. 계속 일을 해서 의학 지식을 잊어버리지 않게 되었다는 한 씨.

몇 년 전, 건강보험심사평가원에서 점검하러 나온 적이 있는데, 컴퓨터 사용을 잘 하고 의학 전문 용어를 잘 알고 있는 모습을 보고 놀라워 했었다고 한다.

그의 행복하고 건강하게 사는 비결은 '끊임없이 움직이는 것'이라고 했다. 오전 7시 30분에 기상하고 밤 11시에 자며, 하루에 1000보를 꼭 걷고 규칙적인 생활을 한다. 환자에게 항상 강조하는 말로 "뇌를 잘 활용하기 위해서는 자신감이 중요하며 자기 자신을 계속 써야 한다."라고 말했다. 아울러 마음가짐을 편안하게 하는 것도 중요하다고 했다. 그는 "항상 웃는 얼굴로 기쁘게 살면 우리 몸에서 엔도르핀이 나와 병이 잘 오지 않는다."라고 말했다.

- 각색 : 립스틱 바르는 94세 의사, 9시 출근해 병실 회진 ...100세 현역 어찌 꿈이냐 / 조선일보. 2020.1.15 / 김민철 선임기자

이야기 기억

앞서 기억한 이야기를 떠올리면서 빈칸에 알맞은 단어와 숫자들을 적어보세요.

사전에 은퇴란 없다. 90대 현업 의사

경기도 ㄴㅇㅈ에 있는 ㅇㅇ병원에서 현역 의사로 활동 중인 최고령 의사, 한 씨. 1926년생으로 ___세가 훌쩍 넘은 나이에도 2008년부터 12년째 ㅇㅇ병원의 내과 과장으로 일하고 있다. 아침 9시에 출근해서 하루에 20여 명의 환자 진료를 본다. 오전 회진을 보기 전에 눈썹을 그리고 ㄹㅅㅌ을 바르며 화장을 고친다.
한 씨는 "예쁘게 보이고 싶은 욕구가 있어야 건강하다는 증거"라고 말했다. 진료 후에는 ㅋㅍㅌ에 진료를 기록하고, 매주 환자들과 건강 ㅂㅅ와 ㅊㅈ를 하며 건강교육을 한다. 매일 바쁘게 움직이는 한 씨는 항상 웃는 얼굴로 정성을 다해 진료하여 고령의 환자들에게 많은 사랑을 받고 있다.
한 씨는 40년 전쯤 의료선교 의원을 운영하며 사정이 어려운 환자들에게 무료 진료를 했다. 12년 전에 ㅇㅌ하고 83세의 나이에 ㅇㅇ병원으로 옮겨, 새로운 도전을 이어 나갔다. 계속 일을 해서 의학 지식을 잊어버리지 않게 되었다는 한 씨.
몇 년 전, 건강보험심사평가원에서 점검하러 나온 적이 있는데, 컴퓨터 사용을 잘 하고 의학 전문 용어를 잘 알고 있는 모습을 보고 놀라워 했었다고 한다.
그의 행복하고 건강하게 사는 비결은 'ㄲㅇㅇ이 ㅇㅈ이는 것'이라고 했다. 오전 7시 30분에 기상하고 밤 11시에 자며, 하루에 ___보를 꼭 걷고 규칙적인 생활을 한다. 환자에게 항상 강조하는 말로 "뇌를 잘 활용하기 위해서는 ㅈㅅㄱ이 중요하며 자기 자신을 계속 써야 한다."라고 말했다. 아울러 ㅁㅇㄱㅈ을 편안하게 하는 것도 중요하다고 했다. 그는 "항상 웃는 얼굴로 기쁘게 살면 우리 몸에서 ㅇㄷㄹㅍ이 나와 병이 잘 오지 않는다."라고 말했다.

상기하기

4주차 단어

이번 주는 한국음식에 대해 알아봤습니다. 다시 상기 해봅시다.
아래 글자판에서 이번 주에 배운 한식 이름을 모두 찾아 동그라미 치세요.

갈	비	찜	빔	계	떡	국	미
바	냉	사	김	보	볶	두	삼
개	비	빔	밥	고	이	쌈	계
육	부	역	보	육	탕	불	탕
설	렁	탕	팥	개	빈	가	순
치	국	김	신	장	미	선	로
선	팥	대	갈	족	불	고	기
발	죽	면	빈	대	떡	냉	사

매일의 언어 문제

아래 제시된 초성을 보고 한식 이름을 맞혀보세요.

예: ㅁㅇ국 ➡ 미역국

1. 갈ㅂ찜
2. ㅂㅂ밥
3. 육ㄱㅈ
4. ㅂ고ㄱ
5. ㅂ쌈
6. ㅅ렁ㅌ
7. ㄷ장ㅉ개
8. ㅅㅅ로

즐거운 주말이 왔습니다

출발점에서 도착점까지 미로를 통과해보세요.

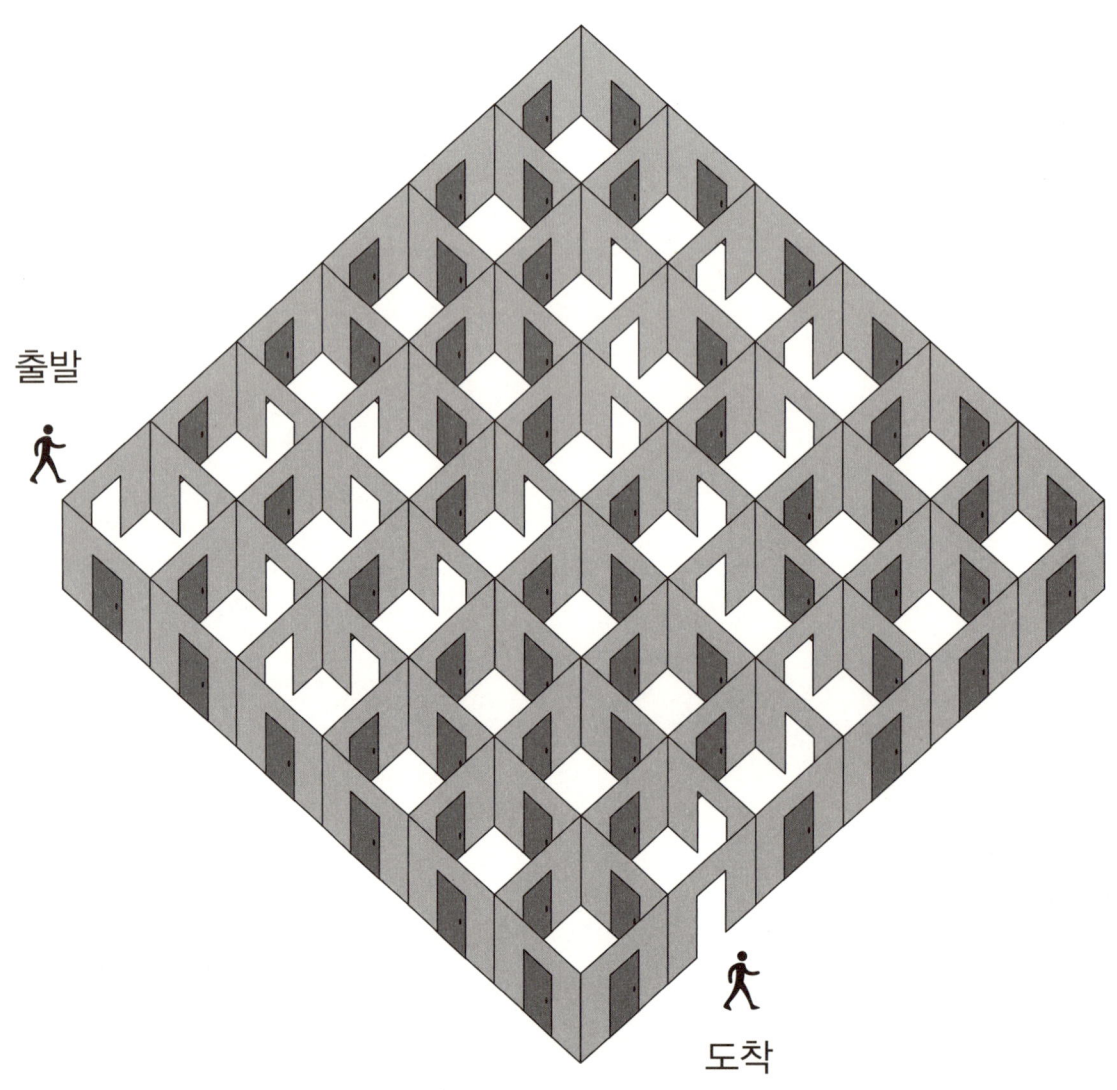

12주 정답

월

매일의 계산 문제

① 9　② 17　③ 52　④ 68

⑤ 186　⑥ 143　⑦ 886　⑧ 713

머릿속 한글 세상

일석이조　가로 선 7 개　세로 선 7 개
설상가상　가로 선 8 개　세로 선 7 개
동문서답　가로 선 13 개　세로 선 11 개
금의환향　가로 선 12 개　세로 선 10 개

매일의 언어 문제

[차] 차감, 차급, 차남, 차내, 차단, 차도, 차량, 차력, 차례, 차마, 차문, 차별, 차분, 차비, 차사, 차선, 차수, 차용, 차원, 차장, 차지, 차출, 차치, 차표, 차환 … 등이 있습니다.

[착] 착각, 착공, 착념, 착륙, 착모, 착목, 착발, 착복, 착상, 착색, 착생, 착선, 착송, 착시, 착신, 착안, 착용, 착의, 착잡, 착지, 착착, 착취, 착탈, 착항, 착화 … 등이 있습니다.

[참] 참가, 참고, 참내, 참다, 참담, 참돔, 참륙, 참말, 참모, 참방, 참배, 참봉, 참사, 참새, 참석, 참신, 참여, 참외, 참작, 참전, 참조, 참치, 참패, 참형, 참회 … 등이 있습니다.

[창] 창고, 창궐, 창단, 창대, 창도, 창립, 창문, 창백, 창법, 창사, 창살, 창성, 창안, 창언, 창업, 창자, 창작, 창조, 창초, 창출, 창쾌, 창틀, 창평, 창피, 창호 … 등이 있습니다.

화

우리나라 명절, 기념일

설날 : 음력 1월 1일
추석 : 음력 8월 15일
정월대보름 : 음력 1월 15일
식목일 : 4월 5일
어버이날 : 5월 8일
어린이날 : 5월 5일

매일의 계산 문제

① 4　② 73　③ 48　④ 24

⑤ 26　⑥ 283　⑦ 347　⑧ 475

단어 찾고 계산하기

포도 : 19 + 38 = 57
복숭아 : 31 + 44 + 26 = 101
딸기 : 24 + 17 = 41
자두 : 43 + 15 = 58

매일의 계산 문제

소금, 소주, 소문, 소신, 소식, 소형, 소지, 소장, 소인, 금리, 금주, 금문, 금식, 금지, 금장, 금인, 금구, 주소, 주리, 주문, 주신, 주식, 주형, 주지, 주장, 주부, 주인, 주구, 문리, 문신, 문식, 문형, 문지, 문장, 문인, 문구, 신소, 신주, 신문, 신식, 신형, 신지, 신장, 신부, 신설, 신인, 신구, 형문, 형식, 형장, 형부, 형인, 형구, 지소, 지리, 지금, 지주, 지문, 지신, 지형, 지장, 지부, 지인, 장소, 장문, 장신, 장식, 장형, 장지, 장부, 장인, 장구, 식소, 식지, 식장, 식인, 식구, 부리, 부금, 부문, 부신, 부식, 부형, 부지, 부장, 부인, 인주, 인문, 인신, 인식, 인형, 인지, 인장, 인부, 인구, 구리, 구금, 구문, 구형, 구장, 구식, 구인 … 등이 있습니다.

12주 정답

매일의 계산 문제

1) 45 2) 69 3) 322 4) 261

5) 713 6) 2375 7) 2025 8) 14532

칠교놀이

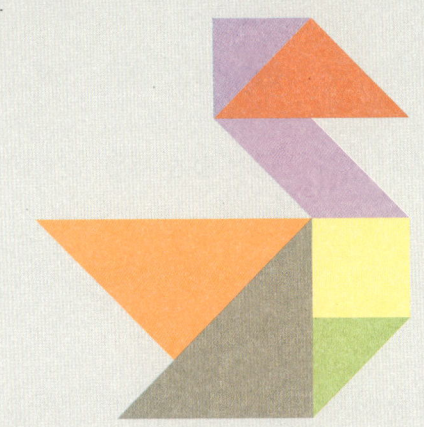

시계 문제

3시 55분 → 7시 10분

매일의 계산 문제

1) 8 2) 21 3) 16 4) 78

5) 7 6) 12 7) 15 8) 36

무게 비교

2.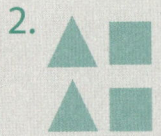

매일의 언어 문제

1. (살고기 / **살코기**) 부분만 발라내어 먹었다.
2. 나의 (**바람** / 바램)은 병을 빨리 낫는 것이다.
3. 며칠 동안 같은 음식을 계속 먹으니 (실증 / **싫증**)이 난다.
4. (웬일로 / **왠일로**) 여기까지 다 왔어?
5. 밥솥에 밥을 (앉히다 / **안치다**).

매일의 계산 문제

- ① 68 ② 1431 ③ 3 ④ 54
- ⑤ 79 ⑥ 378 ⑦ 30 ⑧ 54

이야기 기억

139페이지 참고

금

상기하기

1.

갈	비	찜	빔	계	떡	국	미
바	냉	사	김	보	볶	두	삼
개	비	빔	밥	고	이	쌈	계
육	부	역	보	육	탕	불	탕
설	렁	탕	팥	개	빈	가	순
치	국	김	신	장	미	선	로
선	팥	대	갈	족	불	고	기
발	죽	면	빈	대	떡	냉	사

매일의 언어 문제

1. 갈비찜 2. 비빔밥 3. 육개장 4. 불고기

5. 보쌈 6. 설렁탕 7. 된장찌개 8. 신선로

주말

미로 찾기

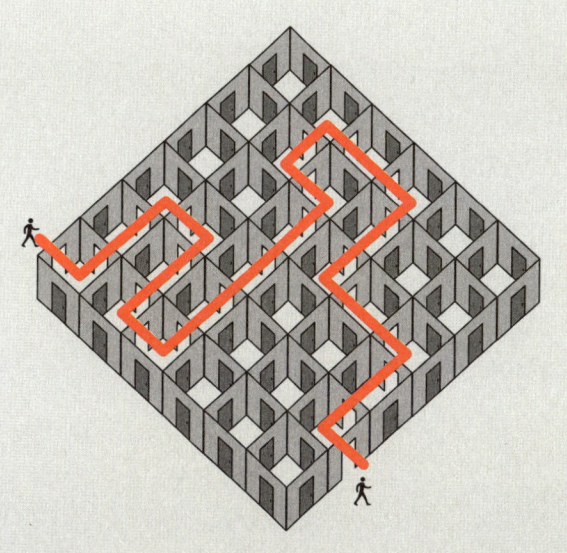

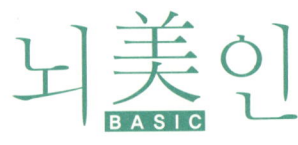

초판 1쇄 발행 | 2022년 1월 1일

지은이 | 조은혜, 박종신, 나덕렬
자문위원 | 조진주
펴낸이 | 박종신
아트디렉터 | 김미소
펴낸곳 | 도서출판 뇌미인
출판등록 | 2015년 6월 5일
주소 | 경기도 남양주시 사릉로 34번길 21, 105동 509호
전화 | 031-592-2353
팩스 | 050-4191-5259
전자우편 | brainbeauty365@gmail.com
인쇄 제본 | 프로아트

ISBN : 979-11-956781-4-3
값 27,000원

• 이 책의 전부 또는 일부 내용을 재사용하려면 사전에 저작권자와 도서출판 뇌미인의 동의를 받으셔야 합니다.

부록 칠교놀이 1

7개의 색조각을 잘 뜯어내어 63쪽의 퍼즐을 맞춰보세요.

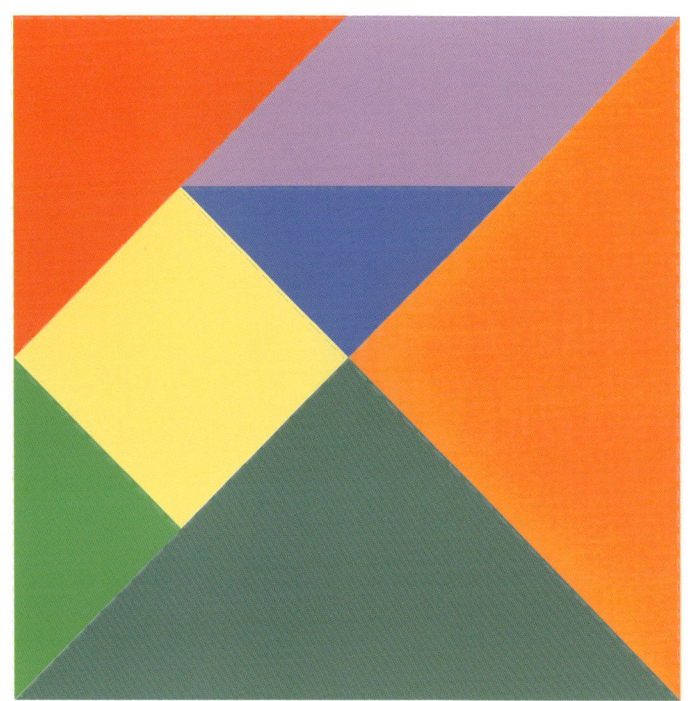

부록 **칠교놀이 2**

7개의 색조각을 잘 뜯어내어 135쪽의 퍼즐을 맞춰보세요.

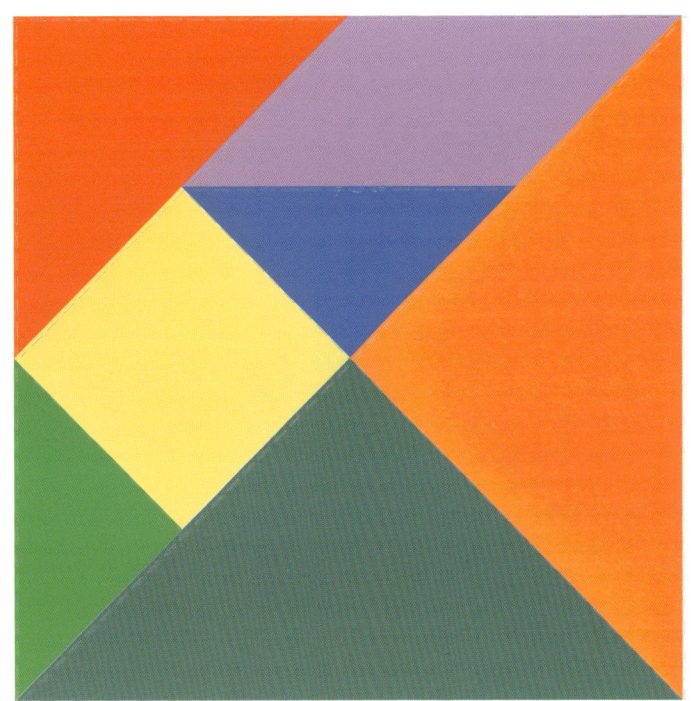

부록 **칠교놀이 3**

7개의 색조각을 잘 뜯어내어 207쪽의 퍼즐을 맞춰보세요.

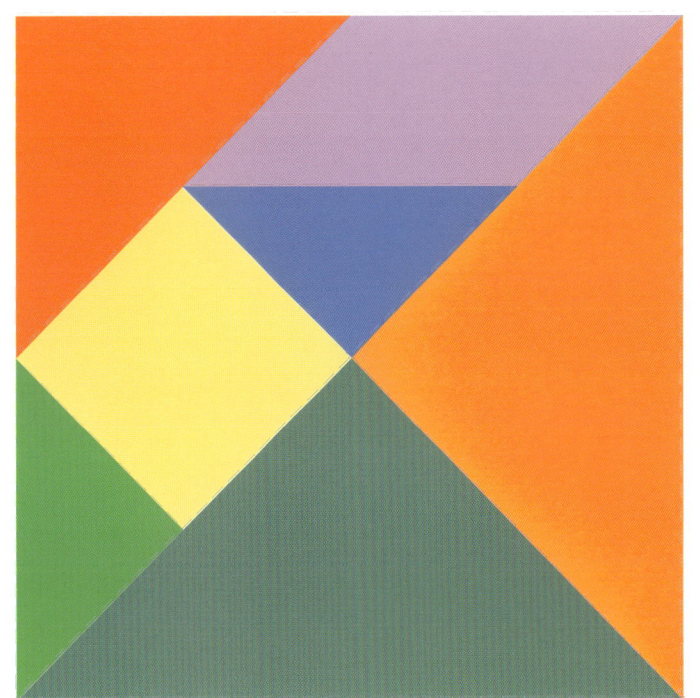